体をみれば心がわかる

ボディートークの世界

増田 明
Akira Masuda

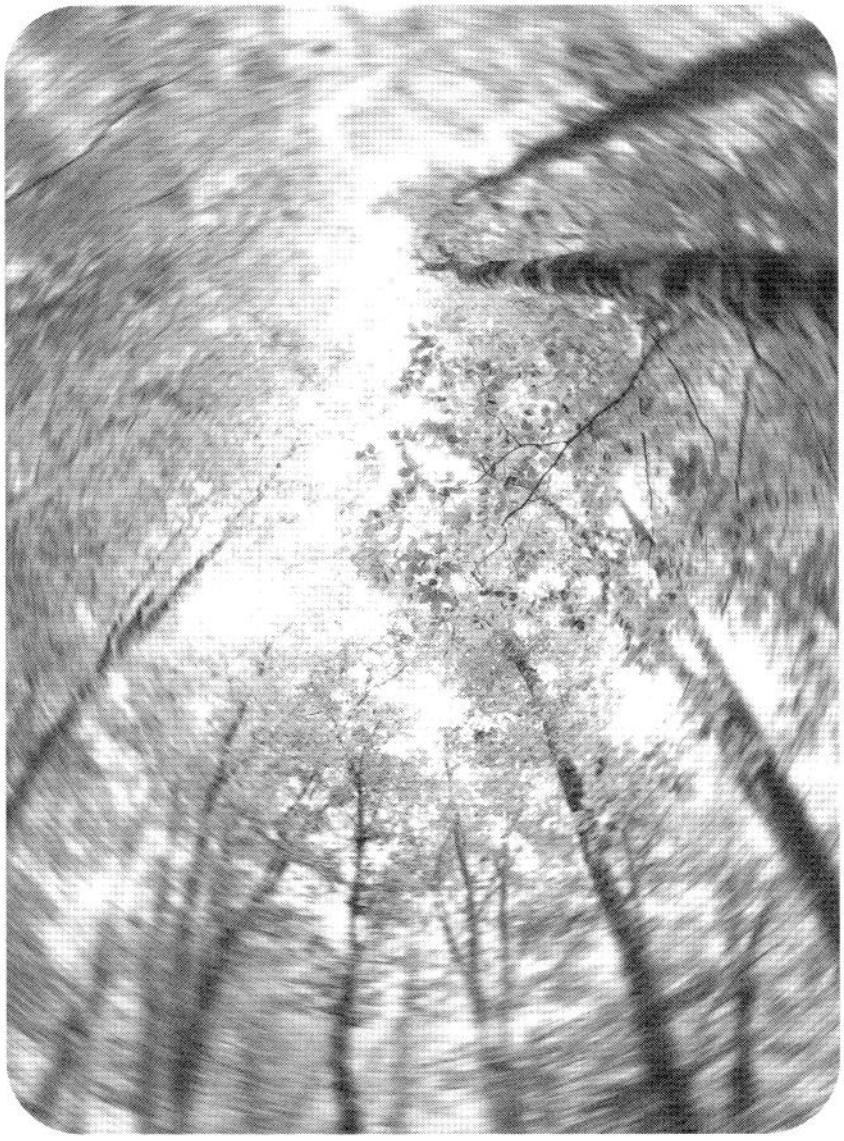

創元社

はじめに

心はつかみどころがない。大きさも形もない。もちろん重さもない。コロコロと変わるから「ココロ」なのだが、つかめないからこそ、その正体を見極めたいと思うのが人の常である。心は内なる世界であり、頭の働きや体の感覚も、内なる世界である。

頭で考えること
心で思うこと
体で感じること

は、自分ではわかっているのに、他人にはわからない。しかし、それを隠しているつもりでも、その一端がポロッと外へ漏れてしまうことがある。その時、私たちは、人の内なる世界を垣間見ることができるのだ。

私たちの生命《いのち》は与えられたものである。決して、自分で作り出したものではない。そして与えられた生命は、内なる力によって生きていこうとする。赤ちゃんは泣くことによって、その小さな生命が何を要求しているのかを、他に訴える。頭で考えて泣くのではない。心で思って泣くのでもない。体で感じて泣くのである。赤ちゃんは体の声を素直に聞いて、そのことに反応している。その「体の声を聞くこと」と「自然に素直に反応する」ことをもって、体とおしゃべりをする＝「ボディートーク（Body-Talk）」と命名した。一九八五年六月のことである。

赤ちゃんのボディートークは、他の動物と同じように主観的である。でも、間もなく言葉を獲得することによって、客観的にまわりの人や物を認識するようになる。人が動物を超えて、人間となるゆえんである。したがって、人間のボディートークは、主観的な側面と客観的な側面を持っている。本書は、「体を通して心に気づく」ことを、ボディートークという視点から、わかりやすく述べることを目的としている。与えられた生命を創造的に膨らませる知恵として、ボディートークを活用していただければ幸いである。

心で思うことや頭で考えること、体で感じることは、どのように外に表れるのか。基本的な柱は、次の三点である。

① 体のシコリやユガミから心を知る
② 声の調子やおしゃべりによって本音を知る

③ 体の行動や姿勢から心を知る

① 体のシコリやユガミから心を知る

心の働きは具体的に体に表れる。ある母親の話。大学生の息子が帰宅するなり、ドタッと寝転んだ。「しんどいの？　ちょっと体をほぐそうか？」と言って、母親は息子の背中に触れて、軽く揺すった。すると彼の肩身、すなわち肩甲骨と肩甲骨の間だけが柔らかい。母親はピンときた。「あれっ、好きな子ができたのかな？」と言った。息子は立ち上がって、「母さん、なんでわかるの？」と叫んだ。これは、体に触れて心に気づく例である。ちなみに、右が柔らかければ、惚《ほ》れた方。左が柔らかければ惚れられた方。彼の場合は、両方柔らかかったから、相思相愛というわけだ。このことは、私が多くの若者の背中に触れて、経験的に知ったことである。

喜びの感情は体を弾ませる。悲しみや苦悩は体にシコリを作ったり、歪めたりする。その具体的な例を第一章に述べる。そして体のシコリやユガミに触れて心をほぐす方法を「体ほぐし・心ほぐし」と名づけ、これを第二章で述べる。とくに、体を通して心をほぐす方法を紹介しようと思う。第三章は、動物や赤ちゃんの身のこなしから始まって、心も体もしなやかに自由自在にしていくための運動である自然体運動を紹介しよう。

②声の調子やおしゃべりによって本音を知る

「生きている」ということは「息をしている」こと。だから、息は生命の中心といえる。眠っている赤ちゃんが息をしているかどうか不安になったお母さんは、赤ちゃんの鼻の上にソッとティッシュを乗せて確かめるということだ。また赤ちゃんの内なる欲求は、泣き声によって理解できる。そして小鳥たちも鳴き声によって安全であるのか、危険が迫っているのかを仲間達に知らせている。

また、言葉は声によって発せられる。そして言葉は、心を他に伝えるもっとも有効な手段である。日本語は、語尾に本音が表れる。たとえば、「愛してま」だけでは、好きなのか嫌いなのかわからない。その後に「す」と言えば好きということだし、「せん」と言えば嫌いということだ。次に、言葉でなく声から本音に気づく例を挙げよう。

私の娘たちが幼かったころレストランに連れていくと食べたいメニューがいろいろあって、本人たちが決めかねることがあった。埒《らち》が明かないので娘を表のショーウィンドウに連れて行って、料理のサンプルを一つ一つ指差して、「アー」と声を出させた。すると、メニューによって出す声が微妙に違うのだ。その声を聞き分けて、もっとも熱い声になったのが食べたいメニューであるとわかり、そのメニューを注文すると娘たちは納得したものだ。つまり、娘が意識しているかどうかは定かではないが、本音が声に表れる例である。

このように、声は息の積極的な表れであり、その人の心・体・頭の働きが表れる。息や声についでは、第四章で述べる。

③ 体の行動や姿勢から心を知る

初老の男性と若い女性とが、並んで階段を上がっていく。どうやら父と娘らしい。娘の足の出し方が、父親の足から微妙にズレて上がっていく。この歩き方から、娘は父親を認めながらも、すんなりとは父親を受け入れていないのだと思える。娘はいっしょに歩きながらも、タイミングを微妙にズラすことで、父親との距離を保とうとしているのだ。こういう行動の見方から心を知る方法を、第五章で述べる。そして最後に、人生を豊かに創造するボディートークの知恵を述べることにしたい。

❖目次❖

第五章 人生を豊かにするボディートーク

本文イラスト：栗岡奈美恵
ブックデザイン：鷺草デザイン事務所＋東 浩美
編集協力：原 章（編集工房レイヴン）

第一章 ❦ 心は体に正直に表れる

私は中学生の時、初めてアメーバを見た。生物の先生に呼ばれて、古ぼけたオバケ屋敷みたいな研究室に行った。先生に「見てごらん」と言われて、恐る恐る顕微鏡を覗いた。小さく、透明な水に似た一滴が、穏やかに動いている。それがアメーバだった。どうしてこんなものが動くのか、とても不思議だった。この、うごめく単細胞を見ながら、六〇兆もの細胞からできている人間の、ひとつひとつの細胞が統合的にまとまって、高度な「こころ」を持つに至ったのではないか、と思った。

単細胞であるアメーバは、きわめてシンプルにして体と心は一つである。その点、高度に進化した人間の心と体の関係は、あまりに複雑である。だから科学としての医学では、心の分野と体の分野を切り離して、体の領域に専念することにしてきた。二一世紀の今、その医学の進歩には目覚ましいものがある。しかし、心と体の具体的な結びつきの解明は、医学にとっても、これからの大きな課題となるだろう。

① 心と体の具体的な結びつき

美味しいものを食べると、人はゴキゲンになる。体に快感が染みわたって、心が弾むからだ。確かに美味しいものを口にした時、私たちは「ほっぺたが落っこちそう」とも言う。ほっぺたに触れてみると、やわらかくなって弾む感がある。まずいものを食べると、口の中が硬くなる。

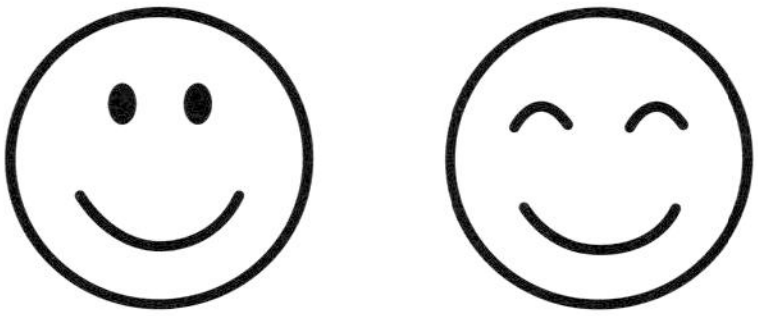

図1　アメリカと日本のスマイルマーク

また、オシッコに行きたくて焦っていると、どんなに素敵なデートの最中でも、愛をささやく心の余裕はなく、神経が膀胱に集中して、落ち着きがなくなる。こんな時は下腹が硬くなっている。このような心と体が直結している例は、私たちの日常にはいっぱいある。

たとえば、愛想笑い。人に対して、心ならずも相手を持ち上げようと微笑みを浮かべると、目の下にシワが寄って笑筋を持ち上げる。これが愛想笑いの典型である。相手のファッションに本当に感心した時は、「すごい！」と「目を皿のように」丸くしてビックリする。アメリカのスマイルマークは、目は開いているが、口元は微笑んでいる。日本のスマイルマークは、両目を細め、口元は微笑んでいる。この違いは何なのか？　日本人は緊張の強い民族と言われているが、頬笑みについても目を細くするのは、気遣いの気持ちが強いからだ。反対に、内心は「あんまりすばらしい服ではないな。でも褒めておかなくっちゃ」と思うと、目の下にシワを寄せて「よくお似合いね」とお愛想を言う。

テレビドラマなどで時々見かけるのだが、学校から帰ってきた少女が病気で寝ているお母さんに「大丈夫？」と声をかけた時、女の子の目の下にシワが寄っていると、これは母親に対して気遣いをしているという意味になる。つまり、他人に対する声かけである。本当の母子であれば、心配していても、目の下にシワは寄せない。

✣「肩の荷」の肩と「肩身が狭い」の肩

責任感の強い人は、何としても事を成し遂げようとする。しかし自分の能力以上を抱え込むと、「肩の荷」が重くなる。肩の上部に横棒がシッカリと入った状態になる。なぜそうなるのか。これは気負いからくると思う。

四つ足の動物は獲物を捕らえようと構える時、前足の付け根、すなわち肩甲骨と肩甲骨のまわりの筋肉を固めて、前足に力を溜める。そして「こうするぞ」と思う。決意のシコリは肩甲骨の内側を強く固めるのだが、人間の場合、そのシコリを土台にして「やらなければならない。

だけどなかなかできない」という思いが気負いとなって、肩の上方まで固くしてしまう。その結果、横棒が入ったような状態になる。このことを「肩の荷が重い」と言う。ちなみに多くの人の「肩の荷」に触れた結果、社会的な仕事の重荷は、胸椎1番に出る。プライベートな仕事、たとえば子育てのこととか家の片付けなどは胸椎2番に出ることがわかった。なお、このことについては前著『ボディートーク入門』に詳しく述べている。

さて、私は若いころ、「肩の荷が重い」の肩と「肩身が狭い」の肩とは同じ言葉を使っているが、同じなのか異なるのか真剣に悩んだ。一生懸命考えて、失恋中の高校生の背中に触れたことをキッカケにしてついに疑問が解けた。

音楽の授業で発声練習のために背中たたきをした時、日ごろは明るくしゃべっている女の子と組むことになった。ところがその日に限って、背中をたたくと彼女の声はくぐもっていた。「どうしたの？」と尋ねると、失恋中との答えが返ってきた。ふーん、失恋すると声がこんなに暗くなるのか。そこで試しに、他のクラスで声が暗くなっている生徒をみつけて「ひょっとして、失恋中？」と聞いてみると、生徒は「先生、どうしてわかるの？」とびっくりした。「肩身が狭い」とは、背中のこのような状態を指す。だが、肩身とはどの範囲を言うのだろうかと思案し直し、いろいろ辞書を引いたが、明確な記述は見当たらない。肩甲骨と肩甲骨の間が締まるということはわかったのだが、その位置を的確に言い表すにはどうすればいいのか。やがて、背骨の番号で言えばいいのだ、ということに気がついた。「肩身が狭い」の「肩身」とは、胸椎3番を中心に、肩甲骨と肩甲骨の間がキュッと縮まった状態であると確信した。

さらに心と体の具体的な結びつきを経験する中で、言いたいことを言わずにガマンをすると、胸椎4番を中心に胸を詰める、ということもわかってきた。そこで結論。

「肩身が狭い思い」の「肩身」とは、

胸椎3番・4番を中心に、肩甲骨と肩甲骨の間を詰める状態である。

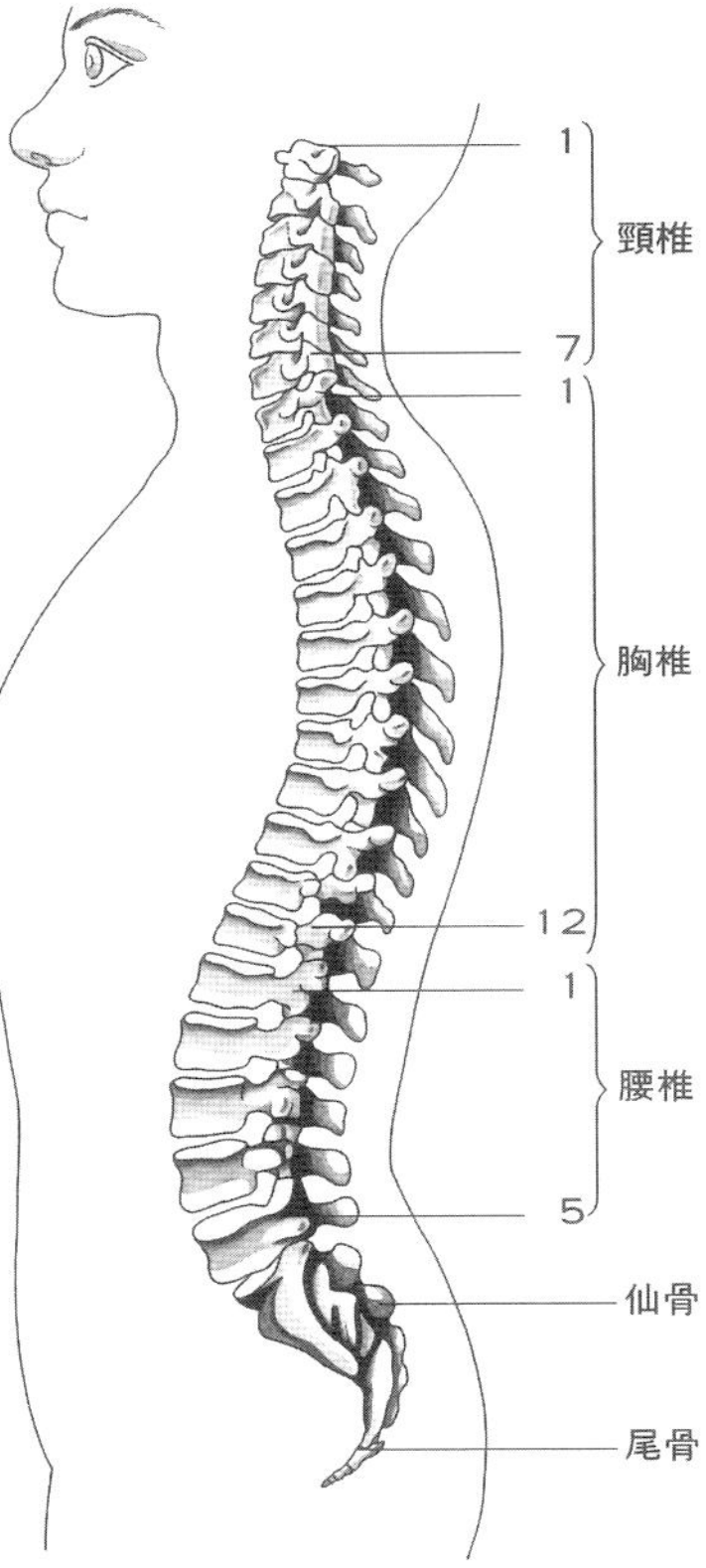

図2　椎骨を横から見たところ
(『ボディートーク入門』より)

では、「肩の荷が重い」の肩とは、どこの部分を指すのか。仕事の責任が覆いかぶさってくると、そのことをやり遂げなければならない、という気負いと自分の力では無理かもしれないという不安感で、肩の上部に横棒が入ったようなシコリができる。その固さが、重く感じられるのだ。

「肩の荷が重い」の「肩の荷」とは、胸椎1番・2番を中心に、肩の上部に横棒が入ったような状態を指す。

そのように見ていくと、体のシコリやユガミは、心の問題に直結していると思える。

✣ 商売人のもみ手

商売上手な人は腰が低い。ということは、背を丸め、腰を引き気味にしている。威張っている人は腰をシャンッと立てている。こんな腰は相手と対等、もしくは上位に立っている、ということを意味している。商売人は、相手にお伺いを立てるために畏《かしこ》まっている。そのためにウムネ（腕と胸の間の意）も緊張しているのだが、内心は積極的に商談を進めようとするので、ウムネを少しでもやわらげようと、ニコヤカにもみ手をするのだ。

へりくだる気遣いは、背中のほぼ中央、胸椎7番を中心に盛り上げる。畏まる意味で仙骨を内へ巻き込む。整理をしよう。

商売人は、顎を上げ、目の下にシワを寄せて、にこやかに話をし、気遣いで背中を丸め、腰をかがめる。
これが、典型的な商売人の姿勢である。

✣ 不登校の原因を体のシコリから知る

小学六年生の少女が、二学期の初めから、突然、学校へ行けなくなった。いわゆる不登校である。少女は元々、元気で明るい性格だ。成績もよく、友達付き合いも活発である。先生との関係もすこぶるよい。入学以来、不登校になったことは、これまで一度もない。何か理由があるだろう、ということで、お母さんも担任の先生も不登校の原因を探ろうと、いろいろ話を聞いてみたが、理由らしい理由が見つからない。当の本人も、自分がなぜ学校へ行けないのかわからない。

困りはてて、私のところへプライベート・レッスンにやってきた。会ってみると、少女はハキハキした口調でおしゃべりはするし、行動も重いというような印象はない。しかし背中に触れてみて、たちまち謎が解けた。胸椎6・7・8番を中心に、右側も左側も異常に硬いのである。たまたま私は、少女が八月の中ごろから二学期の始まる直前まで、アメリカへホームステイに行っていたことを知っていたので、「ハハーン、これが原因だな」と思った。慣れない異国の地で、極端に気遣いをしたのである。ホームステイは楽しかったようだが、まわりへの気配りも天下一品だった。

「気遣いのシコリ」をカメの甲羅のように背負って帰ってきて、いまだにほぐれていない状態なのだから、学校での気遣いが一学期よりはるかに重荷になっているのだ。それが苦しくて、学校へ足が向かなかったのである。「背中ほぐし」をしてシコリが取れると、少女に笑顔が戻ってきた。一回のレッスンだけではスッキリとほぐれるところまではいかなかったので、お母さんに背中のほぐし方を伝えた。毎晩、寝る前に少女をほぐしながら穏やかにおしゃべりすれば、まもなく元の活発な学校生活が始まることだろう。

✣ 借金の悩みはなぜ首に出る？

「借金で首が回らない」とは、昔から日本で言い伝えられている言葉だ。でも、どうして首が回らなくなるのか？

ヒントはハイエナの姿勢にあった。それは、テレビの中で発見した。ライオンがシマウマを倒して食べているシーンを見た時のことである。ハイエナが数匹、ライオンのまわりを取り囲んだ。ハイエナはライオンを警戒しながらも、首を少し上げ気味にして、ライオンとシマウマの肉を睨んでいる。私も四つん這《ば》いになって、同じ姿勢をしてみた。すると首の付け根、すなわち頸椎7番を支点として首を水平に保っていることがわかった。このことを念頭において、次の問題に移ろう。ライオンが取った獲物をハイエナはライオンのものであると思っているのかどうかだ。実は、ハイエナはシマウマの肉を自分のものだと思っている、というように私は考えた。そのことを、私の子ども時代の経験から説明しよう。

母が一つのケーキを三つに切った。私たち幼い兄弟に分配するためだ。切り終えるかどうかというタイミングで、突然、弟が「ぼくのが小さい！」と泣き叫んだ。どれが弟の分であるかは誰も決めていない。弟が勝手に、これが自分の分と決めているだけのことなのだ。ハイエナもシマウマの肉は、初めから自分のものだと決めてかかっている。しかしライオンがいるから、エサを前に控えていると思われる。だが、ライオンがいなくなれば、サッサとかぶりつきに行く。ライオンに断ったりはしない。この二つのポイントが、「借金で首が回らない」という状況を作り出している。

たとえば今、百万円を借りたとしよう。そのお金を前にして、誰も借金のシコリを作ったりはしない。でも必要があって借りたのだから、そのお金は人に支払ってしまうだろう。

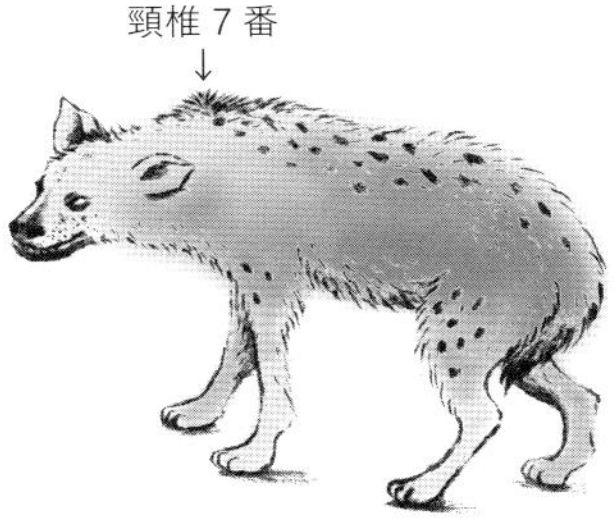

図３　ハイエナの頸椎７番

「借金のシコリ」は、その後で自分の稼いだお金を目の前にした時から生じる。目の前のお金は自分のものだ。ハイエナにとってもシマウマの肉は自分のものだし、今はただライオンに渡しているだけの話。人間にとっても、ハイエナと同様に、自分の稼いだお金は自分のものだから、その内の一部を借りた人に差し出さなければならない。この構図は、ライオンがシマウマの肉を食べているので手出しができないのと同様に、返済分のお金は自分のものにはできないという構図とそっくりだ。そういうわけで、借りた相手に渡す時「シコリ」ができるのだ。

もう一度整理しよう。自分の稼いだお金は自分の物。しかし、そのお金を相手に差し出さなければならない、という段になって、ハイエナと同じように頸椎7番を支点にしてお金を見つめるのだ。それで首の付け根を固めるので、首が回らなくなる。

ハイエナにとってのエサは、人間にとってはお金だ。そして首の付け根にシコリとなって表れるのは借金に限られることではない。お金の悩み全体にかかることである。このように、心と体の結びつきを具体的に知るヒントは、日本語に数多くある。たとえば、「腹が立つ」という言葉は「怒っている」という意味であることは誰でも知っている。体のことを言いながら、実は心の問題を指している言葉を、私は「心の体《たい》表現語」と名づけた。次に、その代表的な例を述べよう。

② 心の体《たい》表現語

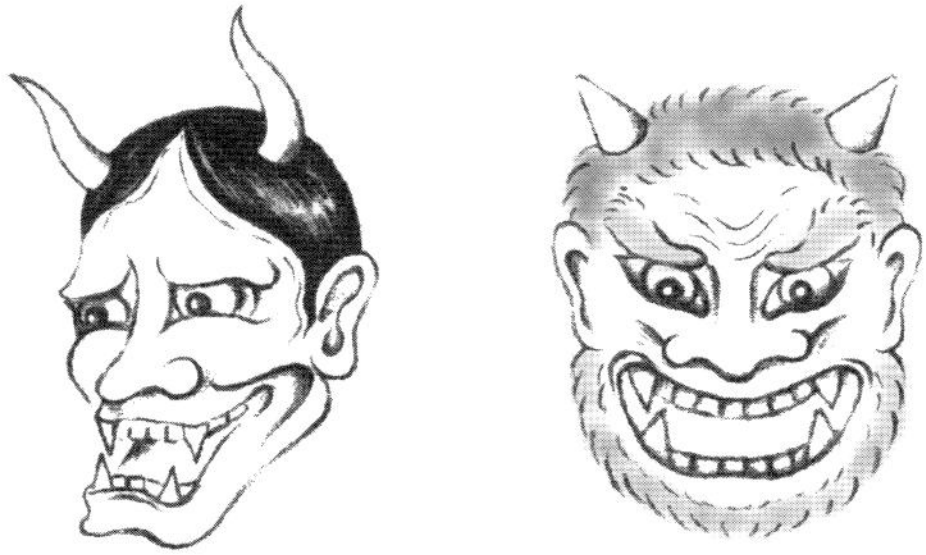

図4　鬼の角と般若の角

A　頭・顔・首に表れる心

❶角を出す

イライラが募ったり、嫉妬で怒り狂ったりすると、頭頂部の両脇がプクッとふくれてくる。血が頭にのぼって血管がふくれ、その部分に滞りができている。この感覚を強調して空想したのが、鬼の角である。般若のお面も角が生えているが、これは嫉妬に狂った女性の顔つきを強調したものだ。これらの角は体の実感から生まれた想像物だ。般若の角は、女性特有の繊細で鋭い怒りの感情を表しているので、鬼の角に比べて細く長く、前方にうねっている。この「心の体表現語」は、生真面目で繊細な感覚の民族である日本人だからこそ、生まれてきたのだと思える。

❷眉《まゆ》を曇らせる

嫌なものを見たり、気持ちが落ち込んだりすると、眉が下向きに落ちるように感じる。前方を見る元気もなくなって、眼力も弱くなる。

まぶたを重くすることと心とのつながりを表現した詩もある。

新川和江「ふゆのさくら」（一部抜粋）

しめったふとんのにおいのする
まぶたのようにおもたくひさしのたれさがる
ひとつやねのしたにすめないからといって
なにをかなしむひつようがありましょう

❸目を三角にする

神経質に怒りをあらわにした時、人は相手を睨みつけて、目を「三角にする」。相手を睨むために眼輪筋全体を硬直させ、とくに眼輪筋の上部をつり上げるために、目が三角形になったように見える。

❹牙《きば》を剝《む》く

犬や猫などは、敵に対して威嚇のために「牙を剝く」。人間は外から見てわかるように、牙を剝き出しにはしない。しかし、内心では、噛みつこうとする気持ちで筋肉に緊張を作っている。すなわち、上唇の両端を上に上げて、犬歯を剝き出しにしようとする動きがみられる。あからさまに牙を見せようとはしないけれど、上唇挙筋《じょうしんきょきん》を緊張させて怒りの気持ちを表す。

小鼻のななめ上部に軽く触れてみると、その緊張を感じとることができる。その部位に触れられて痛みを感じる人は、「牙を剝いている」のだ。

❺天狗《てんぐ》になる

自慢の気持ちがふくらんで、いい気になっているという意。自慢の気持ちが湧いてくると、鼻息が荒くなって小鼻が膨らむ。それで話の最中に指で小鼻に触れる人は、このあと自慢話をするぞ、と予知できる。「シメタ！」と思う感情は、小鼻を膨らませるからだ。なぜかは犬の鼻で説明しよう。犬はエサを探して地面を嗅ぎまわる。犬の鼻は、人間の嗅覚よりも数倍鋭い。それでエサの匂いを嗅ぎ分けると、「シメタ！」と喜びの気持ちが湧いて、さらに匂いを強く嗅ごうと鼻息が荒くなって、小鼻をピクピクさせる。

人間はエサを嗅ぎ分けるわけではないが、自慢話がその人のエサである。やはり話の流れの中で自慢できるチャンスだと思うと、心の中で「シメタ！」と感じるので小鼻が膨らみ、気になるので無意識に鼻を触るのだ。それからおもむろに自慢話が始まる。小鼻が膨らむことを強調すると、天狗の鼻になる。ちなみに天狗は、喜びいっぱいの中で鼻を高くするから、興奮で血の巡りがよくなっている。それで天狗の顔は赤いのだ。鬼には赤鬼と青鬼とがいる。怒って血が頭に上っているのが赤鬼。血の気が失せて、青ざめているのが青鬼である。

❻口をとがらせる

文句を言いたい気持ちが高まると、口がとがってくる。それは気道が収縮して、息が窮屈になるからだ。口を筒のようにすぼめて文句を言う息を保とうとするから、息は強くなって鼻息も荒くなる。

❼歯をくいしばる

我慢の気持ちを耐えていると、人は知らず知らずのうちに「歯をくいしばっている」のだ。そういう人は、上顎と下顎の付け根に軽く触れてみると、痛みを感じる。

我慢の気持ちが続いて抵抗の気持ちが高まると、胸鎖乳突筋《きょうさにゅうとつきん》が縮んで首が短くなる。

❽ガマンの首とガンコ首

《ガマンの首》

自分の思いをグッと抑えて、ひたすら耐えていると、胸鎖乳突筋が硬くなる。胸鎖乳突筋はどこにあるかというと、まず首を垂直に立ててみよう。その軸を傾けないようにしながら横へ向く。すると、耳の下から鎖骨へとつながる、シッカリとした筋肉が浮き出てくる。これが胸鎖乳突筋で、左右に一対ある。ガマンの気持ちが強くなると、この筋が硬く縮む。上司から「これ、お願いね」と言われて、「わかりました。やっておきます」と、シブシブ承諾すると、顎を引いて身を硬くすることになる。この時、胸鎖乳突筋を硬くするのだ。その声は押し殺したような、窮屈な響きになる。

ちなみに、口を「への字」に曲げるのは、唇の両端が胸鎖乳突筋に引っ張られるからだ。

《ガンコ首》

一つの考えにこだわって自分の心を曲げないことを、ガンコという。ガンコは首に表れる。人は考えに集中する時、脳が揺れないように頸椎1番の周辺の筋肉を固めて、頭が揺れないようにする。そして、その考えを揺るぎがないものにしようと思うと、頸椎1番を支えている頸椎

２番の周辺の筋肉も固めていく。それでガンコになればなるほど、首のうしろを固くするので、歩き方までギコチなくなる。

ちなみにガンコは、心も体も頭も固めるので、脳梗塞になりやすい。

B　肩・胸に表れる心

❶胸が痛む

身のまわりに悲しい事件が起きると、実際に左右の胸の筋肉が中央に向かって縮む。それで胸が痛むのだ。「これだけ一生懸命にやっているのに、どうしてわかってくれないの？」という認めてもらえない思いは、切ない感情を募らせ、胸を締め付ける。

では、なぜ悲しみは胸を詰まらせるのか。それは息が詰まるからだ。喜びの心は息を弾ませるが、悲しみの感情は息を窮屈にさせる。それで「胸がふさぐ」ともいうが、この状態がさらにエスカレートすると、「胸が痛む」という段階に進む。気管を支配する神経は胸椎３番、すなわち肋骨の３番が背骨にくっついている椎骨の部位を中心としている（図２参照）。だから背中の胸椎３番のまわりをキュッと硬くしている人は、息を詰め、そのために肩を落とし、少しずつ前かがみになっていく。もちろん胸側も背中側も縮めているので、「肩身が狭い」のである。これが「悲しみの姿勢」の典型である。

❷ウムネしこり

「ウムネ」は、日本語にはないので、心の体表言語とは言えない。しかし、体に表れる心の典型なので、ここに紹介する。

腕と胸の間の筋肉を「ウムネ」と名づけたのは、野口体操の野口三千三氏である。この部分は大胸筋の付け根であるともいえるのだが、面前の敵に対して攻撃する構えをとる時に、両脇の内側に力を入れる。とくに大胸筋を縮めるので、その付け根は硬くなる。ウムネをしこらせると、息を詰めることになる。その気持ちを楽にするには、ウムネを片方のこぶしで円を描くように揺すってやればよい。

C　お腹・腰に表れる心

❶腹をくくる

人は頭であれこれと考えるが、その思いは頭だけにとどまらず、息を通してお腹の方へも降りてくる。それで腹はもうひとつの脳とも言われる。深い思いを腹に収める時に、その思いが一点に集中する。「腹に一物がある」とも言う。思いがあちこちに飛ぶと心が落ち着かないので、考えを一つに集中して決心するために、人はお腹を紐でしばるようにして、フラフラしないように「腹をくくる」のである。

❷ヘソを曲げる

本人としては納得がいかないので、相手と真正面に向き合いたくない。

この時、ヘソの周辺を探ってみると、一方を硬くしていることがわかる。

❸腰をぬかす

突然、目の前に恐ろしいことや破壊的な出来事が起こると、腰を支えている筋肉が力を失くし、尻もちをついてしまう。その時、上体は強張り、目は見開く。呼吸はいったん止まり、やがて力をなくして、しゃがみ込む。

ちなみに気絶する時は、頭のてっぺんから踵の方へ力なく息が降りていく。

❹尻尾をふる

人は内から喜びが涌いてくると、尻尾を振りたくなる。人間の尻尾は退化して失くなってはいるが、尻尾の大元である仙骨が動きやすくなって、腰が細やかに揺れるようになる。幼い子どもは心に素直だから、犬が尻尾を振るように腰を揺する。さらに喜びが大きくなると、ピョンピョンと跳びはねたりする。マリリン・モンローの腰振り歩きは有名だが、あのモンロー・ウォークも喜びの表現のひとつだし、男心を惹きつける女の戦略でもある。

D　手・足に表れる心

❶手に汗を握る

スポーツの応援をしている時、一所懸命声援すると、知らず知らずのうちに握りこぶしを作っていることが多い。勝ってほしいと思う心が興奮を生み、体を硬くさせるのだ。すると心拍数があがり、新陳代謝が激しくなるので、握った手に汗が溜まるようになる。

❷足が地につかない

「先生、電車で人身事故が起きまして、時間が間に合うかどうか……」老人福祉センターへ講演に出かけた若い指導者から電話が入った。事態を判断して後の電車を待つように指示したが、しばらくして彼から再び電話がかかってきた。

「今プラットホームにいるんですが、心臓がドキドキして息が浅くなって、足が落ち着かないんです。居てても立ってもいられないというか、走り出したい気分です。これって、『足が地に付かない』状態ですか？」

「そのとおり。心の問題が体に表れる典型的な例だね。電車を待つ間にじっくりと内感して味わってください」と私は答えた。

焦燥感が息を詰まらせ、交感神経を昂らせて動悸を激しくし、足を緊張させているのだ。この時は足の裏全体が強張る。《体ほぐし》でこのような足裏に触れた時は、「足が地に付いていませんね」と言いながらポイントをほぐしていくと、心も頭も落ち着きを取り戻す。

ところで「足が地に付かない」場合は、上記のような不安感や焦燥感から起きることもあるが、反対に喜びが大きくて「足が地に付かない」こともある。

私の例だ。大学受験を終えて、いよいよ合格発表の日。そろそろ見に行こうかな、と準備をしているところへ、「今発表があったよ。受かっていたよ」と、大学の先生をしている従兄弟から電話があった。大急ぎで下駄を履いて（当時は高校生や大学生は下駄ばきが普通だった）、カメラを持って、自転車でかけつけた。

合格発表の名前の横に立って、友人に写真を撮ってもらって、再び自転車に乗って帰ろうとしたが、どうにもこうにも顔が変！　頬の筋肉が上にあがるのだ。ニタつくと言うのか、笑いがあふれるというのか、頬を下ろそうと思ってもあがってくる。しまいには手で押さえて走った。きっとペダルを踏む足だって、宙に舞っていたのではないだろうか。こんな時も「足が地に付かない」のだが、喜びの場合は息が弾んでいる。表情が喜びに満ちている。犬が尻尾を振るように腰が動きたくて、ウズウズしている。足裏は柔らかく、弾むように感じるのだ。

✣ 意地っぱり・肘っぱり・膝っぱり

意地っぱりとは、自分の意志を押し通すということで、心にも体にも「ツッパリ」が入ること。意地を張る気持ちが体の内部に緊張をつくり、肘関節の筋肉も、膝関節の筋肉も硬くする。ただし「肘っぱり」や「膝っぱり」という言葉は日本語にはない。私の造語である。しかし、意地を張っている人の肘や膝は、触れてみると硬くなっていることがわかる。

体をほぐすためには、心の体表現語を用いると道がつきやすい。胸椎8番に触れてピリッと痛むようだと、「あなた、腹が立っていますね」と指摘する。すると触れられた人は、怒っている原因を思わずしゃべってしまうのだ。この時、怒りを作った神経が再びムクムクと起き上がってくる。その神経を、キー・タッチ（後述・第二章）でほぐすから、怒りが収まるのだ。肩甲骨と肩甲骨の間が狭くなっていれば、切ない思いで息を詰めているから、「胸の痛みはないですか」と尋ねればいいのだ。

体を通して心をほぐす。このことが、ボディートークの体ほぐしの大きな特徴だ。体ほぐし・心ほぐしについては、次章で述べよう。

③ 体のシコリやユガミから心を知る

頭の中で考えていることや心で思っていることは、外に出さないかぎり他人にはわからない。でもおもしろいことにボディートークでは体に触れることによって、そのあり方から考えや思いの一端を察知することができる。

✣ 難聴になった原因は？

「地獄耳」は、陰でコソコソしゃべっていてまわりには聞こえないだろうと油断していると、実は本人に聞こえていた……なんて時に使う。また「うちのおじいちゃんは、悪口を言われているとシッカリ聞こえているのに、自分の都合の悪いことは知らんふり。ホントに都合のいい耳だこと」と、文句を言う人もいる。

これには耳の仕組みが大いに関係している。ご存じのように、音は空気の振動によって伝えられる。その振動を鼓膜がキャッチし、その音波エネルギーを内耳が電気信号に変換して、聴覚神経に伝達する。そして脳は届いた信号から音を知覚する。難聴は、この道筋のどこかに障害が生じて発症する。興味深いのは、鼓膜は外界からやってくる振動をキャッチするだけでなく、無音の中でも自ら振動しているということだ。そして積極的に聞きたい音は、自ら鼓膜の振動を大きくしてよく聞こえるようにし、反対に聞きたくない音は振動を少なくして、なるべく聞こえないようにするのだ。これらの作用は無意識下で行われる。

もうおわかりだろう。突発性難聴の多くは、その音ないしは声を聞きたくないと思い、無意識の中で鼓膜を動かないようにし、ついには内耳の神経を滞らせてしまうことから始まる。そこで回復するには、第一に聞きたくない音源は何か、を突き止めることである。

七〇代の女性が突発性難聴でプライベート・レッスンを受けにきた。「聞こえなくなる前に、何か大きなストレスがありましたか？」と尋ねた。「のんびり暮らしているのでとくに何もありません」との答え。「でも、きっと神経を詰めるようなことが直前にあったと思いますよ」と言うと、「ああ、ひょっとして催促の電話かしら」とおっしゃった。裁縫が好きで、よく人から依頼されるのだけど、今回は難しい注文だったので、なかなか捗《はかど》らず、催促の電話が何度もかかってきたので、数日、夜中すぎまで根を詰めて仕上げた、との話だった。つまりは、電話の声を聞きたくなかったのだ。

原因がわかったので、そのことを話題にしながら《心身一如の体ほぐし・心ほぐし》を受けてもらった。原因に直結しているシコリをほぐしていくと、体はやわらかくなって息が深くなっている。「あ、聞こえてきました！」と、その人はうれしそうに叫んだ。原因を客観的に認識することによって脳が整理され、体全体がほぐれることで聴覚神経も活性化し、息が深くなることで心に落ち着きを取り戻した結果だった。

✣ 大震災に遭遇すると……——ある母子の例

「阪神淡路大震災後、自分は死んだみたいに生きていた」とおっしゃるSさんの話を例として考えてみよう。Sさんは当時、小学生の男の子二人を育てているお母さん。

早朝の大地震。激しい揺れが続く中で、子どもの名前を呼びましたが声が出ません。やっと声が出た時は、何かに対してすごく怒っていました。「無事でなければゆるさないぞ」そんな気持ちでした。両脇に二人の子どもを抱えて、ハッとしたと同時に私の脈はとても速くなり、息をするのが苦しくなりました。子どもが「ママ、何でドキドキしてるの？」と問いかけてきましたが、返事ができませんでした。

びっくりして息を詰めたので声が出ないのだ。動物は身の危険を感じた時に、攻撃をする本能があるから、Sさんは背中を固め、盛り上げて怒りの体勢をとったのだ。そして興奮で交感神経が極端に高ぶったから心臓の拍動が激しくなった。これは「火事場の馬鹿力」を発揮するための準備である。

地震を感じて「これは非常事態だ」と脳が察知し、体に指示した結果である。心にイメージが生まれなければ体は変わらない。その証拠に、あの大地震の最中にグッスリ眠っていて、天井が落ちたのにも気づかずに、目を覚まして、「なぜ自分は青空の下に寝ているのだろう」と考えているノンキな人もいた。こういう人の体はがんばりもせず、ノンビリしているのである。

メガネがなくては歩けないぐらいの悪い視力ですが、明るくなってもメガネをしていないことに気づきませんでした。その日からしばらくは、暗い所では眠れなくなり、メガネをかけて普段着のまま寝ていました。お風呂で頭を洗う時も、目を閉じて眠るのもとても怖かったのです。二人の子どもは一人ではトイレに行くことができなくなり、上の七歳の子は学校へは行けないと言いました。子どもに安心感を与えるため、「ママが守ってあげるから大丈夫」と言いましたが、下の六歳の子どもに言い返されました。「あの地震では絶対守ることはできない」と。私自身、恐怖心でいっぱいなのを見透かされているようでした。

メガネの問題は頭と心と体がバラバラになっているので、まわりが見えないということも気づかないほど動転していたということだ。そして目を開けてまわりを見張っていなければ安心できないので、髪を洗う時も目を閉じることができないのである。

子どもを置いて一人で電車に乗れない。子どもが学校へ行っている間は落ち着かない。地震のことを忘れたいのにテレビや新聞は一年経った、二年経ったと嫌でも思い出させてくれる。冬になると当時の同じような寒さを思い出し、身体の芯まで冷え、恐怖心でいっぱいになる、そんな毎日でした。

三年が過ぎたころ、五年生になった子どもが音楽会に出演しました。二階席から見ていた私はここから飛び降りても誰もびっくりしないだろうと思いました。いつごろからか私は死んでいて、心だけをこの世に残して子どもを見守っているのだと思うようになっていたからです。発表し終わった子どものリラックスした顔を見た私は、このままではいけない。私はちゃんと生きている。生きなければいけない、という気持ちになりました。

恐怖心で仙骨のまわりの筋肉を縮ませ続けたのだ。それは犬が怯えて尻尾を内へ巻いているのと同じである。このような腰の状態が続くと、気楽に行動できなくて、いつもビクビクするようになる。こういう場合はまず仙骨をほぐさなければならない。
魂だけで生きていて、体はないのだから、二階から飛び降りても誰も気づきもしないだろうという感覚にはびっくりさせられた。人間の心と体はそんなにも遠く離れてしまうのだ、と不思議な感さえあった。でも音楽会を契機にしてSさんの心と体は少しずつ近づき始めたのである。

そんな時、増田先生のミュージカルに出会いました。子どもたちも自然に楽しんで三月の舞台『ピーターパン』を終えました。私も感動しました。その年の一二月『モモと時間どろぼう』の舞台では、涙が止まりませんでした。生きていてよかったと初めて思いました。

それからボディートークを始めたり、ミュージカルのお手伝いをさせていただいたり、苦手なことにも挑戦したりといろいろできるようになりました。考えただけで足がすくんでしまっていた電車にも一人で乗れ、以前は明るいうちに家に帰っていましたが、暗くなっても大丈夫になりました。

参観日の次の日は一日中寝込んでいたのに、今の自分の元気さが信じられません。安心感を与えたくて子どものためだけに無理をしてがんばってきましたが、それは間違いでした。自分のために自然に一生懸命生きていれば、子どもも安心し、楽しめることに気づきました。まだまだこれからです。始まったばかりです。楽な気持ちで生きていけそうです。

Sさんはミュージカルの衣装を縫ってくれながら大地震の話をしてくれたのである。それで彼女の背中ほぐしをしながら、私は心と体の具体的な結び付きを説明した。それで納得もできて元気になったSさんは、たとえ子どもが大きくなってミュージカルに参加しなくなっても、自分のためにこの活動は続けたい、とおっしゃった。

✣ 体の右半分と左半分

かつて、NHK紅白歌合戦の紅組司会者に、若手アナウンサーであった久保純子さんが抜擢された。発表翌日、久保純子さんのインタビューをテレビで見た。その時の発言は、とても興味深いものだった。

私の体は真っ二つに分かれました。
右半分は喜びで、ワォーッって感じ。
左半分は心配で、本当に私でいいのって硬くなっています。

久保さんはとても素直な性格で、体の感覚が鋭い人だと思う。一世一代の思わぬ出来事だったから、こんなに右と左の感覚がはっきり分かれて感じられたのだろう。ボディートークでは次のように考えている。体の右半分には積極的に行動する状態が表れ、言い換えれば、他に積極的に働きかける意志が表れる。左半分には防御性、すなわち身を固めて自分自身を守る体制が表れる傾向にある。だから右肩上がりの人は、どんどん物事を進めていこうとするし、左肩上がりの人は何ごとにも慎重で、職業的には執事などに多くみられる。心臓は左側の筋肉が少し大きいので、防御の心は体の左側を固めるのだ、と私は考えている。

✣ 薄氷を踏む思い

キャリアウーマンで会員のWさんがおもしろい話を聞かせてくれた。彼女はここ数カ月、自分の力量を超えた仕事に挑んでいたそうだ。多くの人の力を借りなければ成功しない。しかし、みんながどう動いてくれるか見当がつかない。ヒヤヒヤしながら仕事を進めていった。そして無事、仕事をなし終えて、体をほぐそうと自分の足に触れてみてびっくりした。足の指先のすべてが異様に硬い！　関節も強張っている！　その瞬間、ピンとひらめくものがあった。「薄い氷の上を用心して、ソロソロと歩いていく足になっている！　頭にイメージしたことは正直に体に表れるとは、このことだったのか」。そうわかってほぐすと心も体も楽になった。

④ 骨と筋肉を指で触れて確かめる

電話で「腰が痛いのですが……」と訴える人がいた。「痛みを感じるのは、どこですか？　腰の右側？　それとも左側？」と聞き返しても「よく、わかりません」と言う。全国の小、中学校の理科室にはガイコツの標本がぶら下がってはいるのだが、そのガイコツの標本で勉強することは残念ながら、あまり聞かない。むしろ子どもたちは標本を見て「うわぁ、オバケ！」と叫んで気味悪がっている。自分たちも同じ骨格を持っているのに……。

私たちの体は骨で支えているのだが、大ケガでもしないかぎり目には見えない。その目に見えないものを見た人がいる。X線を発見したレントゲン博士だ。彼は放射線を研究していて、ある時、部屋に置いてある壺に放射線を当てると中身が見えることに気がついた。それなら、と自分の手に放射線を当てると骨が見えたので驚愕した。そこで、そのような放射線をX線と名前をつけた。現代医学の世紀の大発見である。しかし私たちはレントゲン写真を撮るまでもなく、手で触れることによって骨の実体を確かめることができる。自分や人の体に触れてみて、背骨の実際を確かめてみよう。

●頸椎1番・2番

人差し指と中指をそろえて突き出してみる。その指を頭のてっぺんに当てて、後頭部の真ん中を軽くトントントンと下へおろしていくと、くぼみを感じるところがある。そこが後頭骨の終わったところだ。くぼみに中指を当て、頭を前後に揺すってみると、人差し指に首の骨が触れるのを感じる。その骨が頸椎2番である。中指に触れる骨が頸椎1番なのだが、これは強めに押してみて、首の筋肉の奥にかすかに感じる。

背骨の一本一本を椎骨というが、基本的な構造は円柱の外側に突き出た骨がくっついている。この骨を棘突起《きょく》という。背骨を指で触れて何番とわかるためには、この棘突起の位置で確かめればよい。頸椎2番に触れるのも棘突起の先端である。

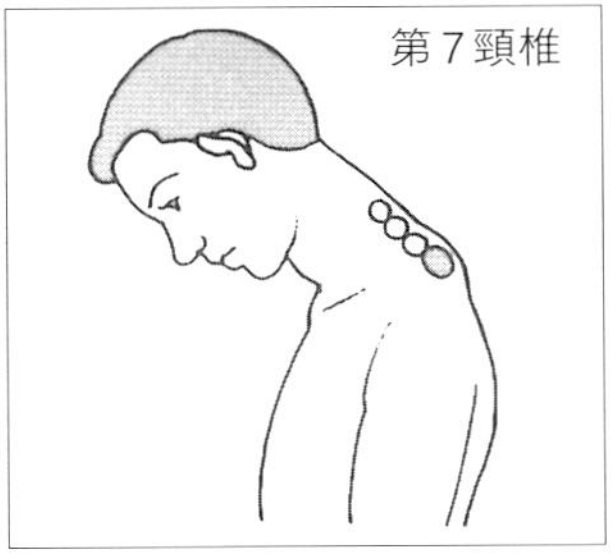

図5　頸椎7番
（図5～図9は『ボディートーク入門』より）

●頸椎7番

頭を垂れると肩の上端にボコッと出る骨。ただし、頸椎6番あるいは胸椎1番がともに出ている人もある。首を前後に振ってみてよく動くのは頸椎6番。かすかに動くのが頸椎7番。胸椎1番は動かない。

ちなみに借金のシコリなどは頸椎7番の周辺の筋肉に

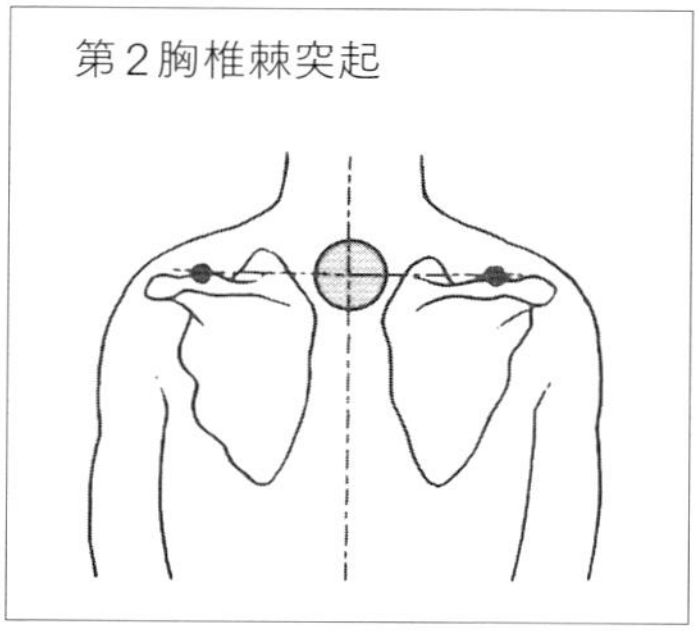

図6　胸椎２番

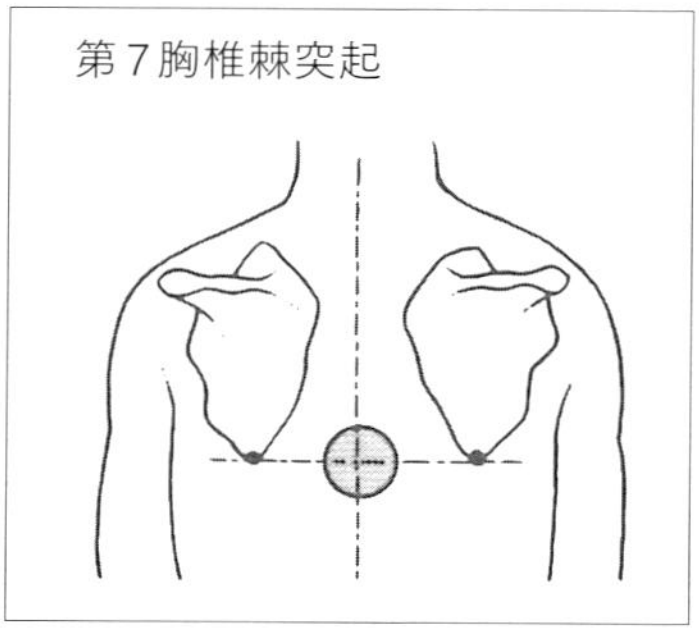

図7　胸椎７番

シコリとなってあらわれる。

●胸椎２番

両肩甲骨の棚になっている個所を水平に結び、背骨と交わった位置にある。その一つ上に触れる突起が胸椎1番である。胸椎1番の横に棒が入ったような硬さを感じる時は、やらなければならない仕事に対するストレスを感じている時である。「肩の荷が重い」とはこのことで、左側を硬くしている時は降ってわいた災難を取り除かなくてはならないというストレス。右側に出る時は、意欲を持って取り組もうとしているけれど、困難が立ちはだかっている場合。

●胸椎７番

肩甲骨の下端を水平に結んで、背骨と交差するところが胸椎７番である。その周辺の筋肉を硬くしていれば、他人に対する気遣いのストレスを疑ってみればよい。その一つ

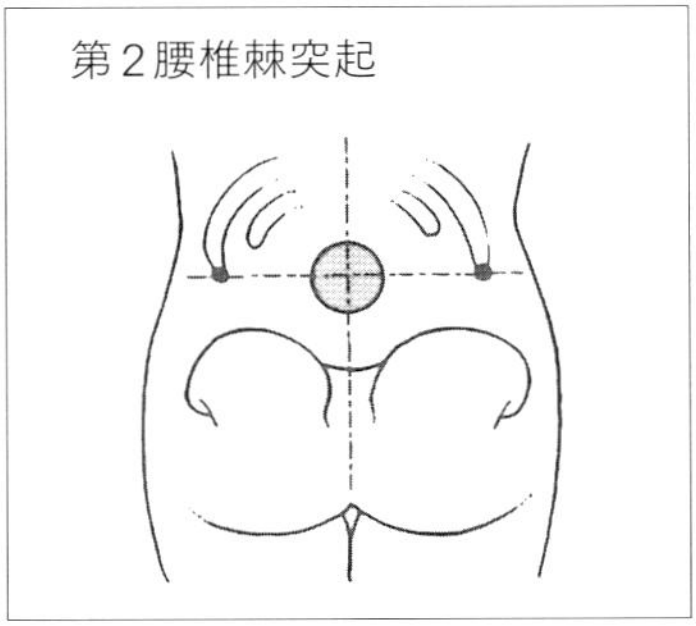

図8　腰椎2番

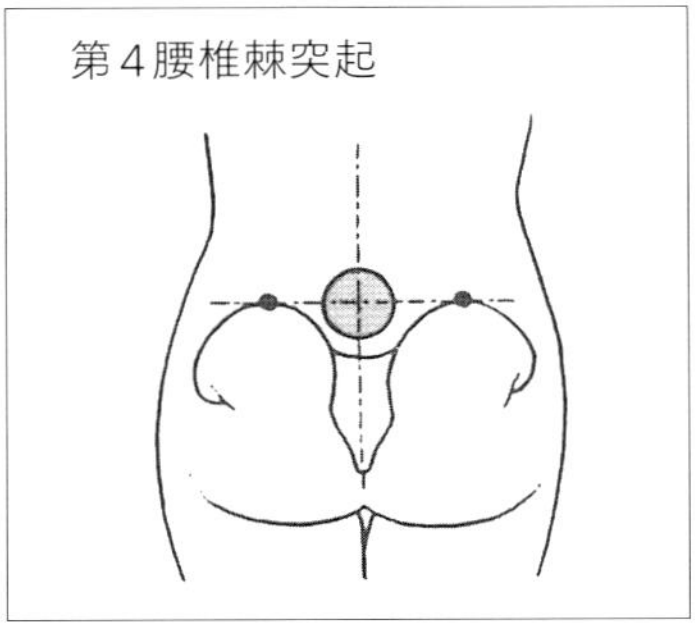

図9　腰椎4番

下に指で触れる突起が胸椎8番である。この周辺にシコリを作っているのは、イラ立ちの気持ちであり、腹が立っている怒りのシコリであることが多い。

●腰椎2番

肋骨11番の先端を脇腹で探って水平に結び、背骨と交差する位置にある。肋骨はおなかをへこますと探りやすくなる。

比較的わかりやすいのは、腰椎3番である。腰のくびれているところ。普通はベルトをしめる位置。この位置には肋骨や骨盤の骨がないので、ベルトがしめやすいのである。

●腰椎4番

骨盤の腸骨の上端を水平に結び、背骨と交差する点をとらえる。

第二章 ❦ 体を通して心をほぐす

人は原則として考えたことや思ったことから行動を起こす。しかし内で感じたことが、そのまま素直に行動に出るとは限らない。内と外とが不一致であることもよくあることだし、人の行動を外からだけ判断して内のあり方に気づかなかったばかりに、本心を誤解して、後でトラブルになったりすることも日常茶飯事だ。

ちょっと両手を組み合わせてみよう。実は両手の組み方は遺伝的に決定されているので迷わず組むのだが、右手の親指が上になるのか左手の親指が上になるのか、その組み方は一生変わらない。だから人は無意識に、いつも同じ組み方をするのである。そこで、今度は逆の組み方をしてみよう。その組み方でギュッと力を入れてみると、何だか変な感じがする。それが「違和感」。そして無意識に行うほうの組み方は「親和感」である。

ちなみに隣の人の組んでいる手が違和感なのか、親和感なのかを判断してみよう。見た目だけではわからない。外の形だけでは本人がどのように内側で感じているのかが判断できないの

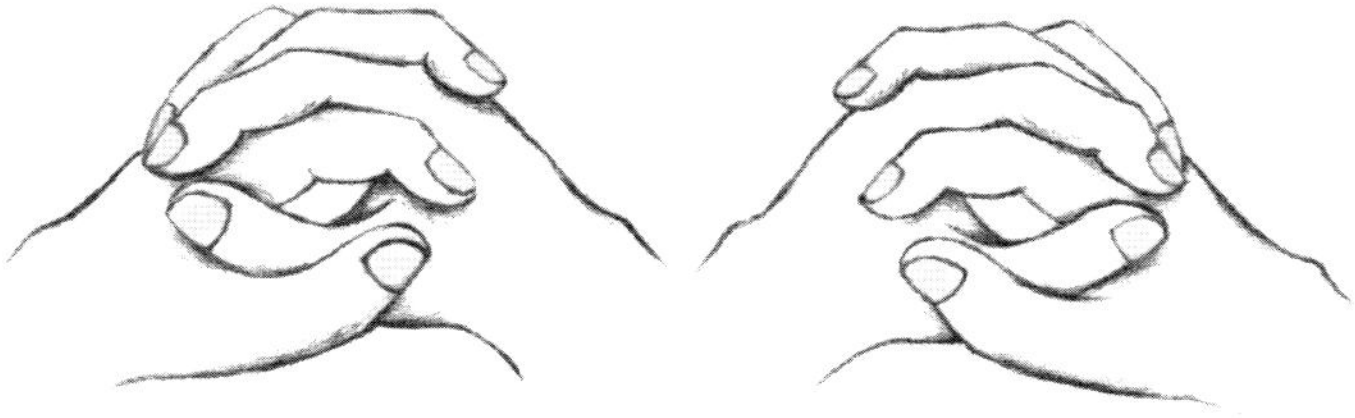

図10　両手を組んだ時、右・左どちらの親指が上にくる?

である。ここに内から見ることと外から見ることの違いが生じる。

たとえば、子どもが人からお菓子をもらったとしよう。子どもが黙っていると、親は子どもの頭を無理矢理下げさせて「ありがとう」を言わせる。この言葉は本来、感謝を表すために生まれたものだ。ところが子どもの心はシブシブなので、その声には感謝の暖かさや穏やかさがない。外の形である言葉と内の心が一致していないのである。

私たちが、自然に、素直に生きていくためには、原則として内と外とが一致していることが大切である。外の形がどんなに整っていても、内の膨らみがなければ、空虚なものになってしまう。「あんなに裕福に暮らしていた娘さんが、なぜ自殺なんかしたの？」といった話はよく聞く。この場合も娘さんの内が違和感でいっぱいだったのだろう。内から見ることができれば自殺の理由も納得できるのである。そういうわけで、生命を膨らませるためには、**内と外との一致**が大切である。

ボディートークの「体ほぐし・心ほぐし」は、ほぐしてもらう人が親和感を持つように、やさしいタッチで体を揺することが原則である。その方法を「キー・タッチ」という。ボディートークでは「**体に触れることは、生命に触れること。生命に触れることは、心に触れること**」と考えている。そこでキー・タッチで揺すりながら、その体に表れているシコリやユガミなどから心の問題を直感し、「キー・ワード」と言っている適切な言葉かけを行うことによって、心をほどいていく。そのことを、具体例を挙げながら紹介しよう。

① 心に鍵をかける、体に鍵をかける

✣ 悲しみのボール

失恋であれ、家族の死であれ、悲しみのイメージが脳裏に飛び込んでくると、悲しみの感情は意識の中で漂い始める。水面上を意識の世界、水面下を無意識の世界とすると、悲しみのボールが水面上に浮かんでいる時は、人は感情を露わにする。この時点では悲しみから生じる体のしこりもほぐしやすいのだが、悲しみがさらに重くなって、ボールが水面下へ沈み始めると大変だ。悲しみに耐えかねて自ら体を固め、悲しみのボールを意識の世界へあげないようにし始めるからである。そして体の感覚を鈍くして悲しみを感じないようにしていく。この状況をボディートークでは**「体に鍵をかける」**という。そうしてしっかりと水面下に押さえ込まれた悲しみのボールが、自らもジッとして動かなくなる、すなわち悲しみの感情も意識に上げないようにすることを**「心に鍵をかける」**といっている。

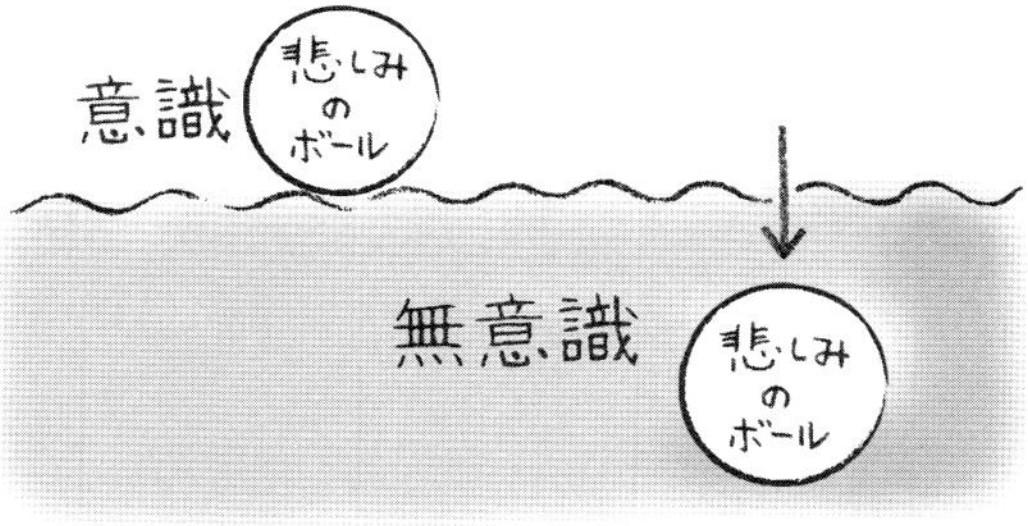

図11　悲しみのボール

鍵は自らがかけるのだ。このことによって悲しみは意識の中から遠ざかる。だが、押さえ込んでいる体の重さ、気の重さだけはしっかりと感じ続けるので、暗雲のたちこめたドーンと重い毎日となるのである。ちなみに、認知症も最初は自分から起こすと思える。疎外され、尊敬されない自分を意識するのが辛くて、現実を察知する脳の働きを自らストップしてしまうのではないか。そして体に鍵がかかると、今度は戻そうと思っても自分の力では戻すことができなくなってしまう。その意味でボディートークの体ほぐしは、まず「体の鍵」を解放することから始める。

五〇名ほどの講習会で、体ほぐしの説明をした時のこと。「この中でいちばん、体の硬い人をモデルにしますから、しんどいと思う人は手を挙げてください」と言うと、一〇名ほどが名乗りをあげた。それで一人ずつ「アー」と発声してもらって、その中でもっとも声の詰まっている人に決定した。六〇代の主婦だった。

うつ伏せに寝てもらい、背中に触れると、胸椎3番を中心に肩身をギュッと狭くしている。家族関係の葛藤を表す胸椎5番にも強いしこりがあって、背骨の右側を固めている。「家族のことで、ずいぶん長い間、悩み続けましたね。そして私がやらなきゃ誰が面倒を見るんだって、とても切ない思いの中で気張ってきましたね」と言いながらほぐした。しばらくして、その人の目から涙がこぼれ始めた。体の鍵・心の鍵がはずれてきたのだ。「泣けばいいのですよ。悲しみを押さえ込まず、泣いてくださいね」と私は声をかけた。

そして仙骨に触れた時だ。その人は迷いの気持ちをずっと溜め続けてきたのだろう。迷いのしこりが積もり積もって仙骨のまわりの筋肉を固めてきたのだと直感したので、「迷いに迷って辛い人生だったんでしょうね」と言った。そのとたん、仙骨がククッと動いたのだ。すると私の指先から、私の体の奥にその動きが伝わって、私の悲しみの感情をも揺すぶったのだ。思わず私は、自分のために泣いてしまった。自分も涙ぐみながら体ほぐしをするなんて初めての経験であった。

体ほぐしは全体で五分ぐらいだっただろうか。その人に「立ってみてください」と言うと、「アレッ、真っすぐに立てる。ずっと腰痛で、今しがたまで、前かがみでしか立てなかったのに……」と、本人はびっくりの面持ちでスッキリと立っていた。会場には、大きな拍手が起こった。

彼女は「体の鍵をはずし、心の鍵をはずして本来の自分に立ち戻り」楽になったのだ。

✣ スピード違反で捕まる

心の鍵をはずした例をもう一つ述べよう。

五〇代の女性のIさんが、青ざめた表情でセミナー会場に飛び込んできた。来る途中、スピード違反で捕まったという。セミナーを終了して、体ほぐしをすることになった。心にショックを受けると、体にシコリを作る。「胸椎3番の切なさ、胸椎9番のシマッタという後悔の念」「腰椎3番の気力落ち」などが出ていた。一〇分ほど揺すっただけだったが、息も降り、顔色も戻ったので帰ってもらった。

しかし、その後ろ姿は押さえ込んだ心の重さをまだ解放していないように感じたので、翌朝、電話をした。「まだ気力が出てこなくて……」との返事。フォローすることにした。心の鍵を解くには、まず頭のイメージを整理することが大切である。そこで「スピードを出しすぎた。こんなはずではなかったと考えていますか？」と聞くと、「いいえ。制限速度を超えることは時々あります。でも捕まってはいませんでした」と笑い声が混じった答えが返ってきた。「それでは罰金を払わなければならない、ということが頭を重くしていますか？」「いいえ。すぐに払ってきました」と笑い声。これらの問いで自分の行動を笑いながら整理できたので、いよいよ心の核心に触れることにした。「あなたの心を重くしているのは、パトカーに乗せられて調書を取られたことですか？」すると彼女はハッとしたように勢い込んで答えた。「そうです。そのことがとてもイヤだったのです」。このキー・ワードで彼女の無意識に押さえ込んでいた心がほどけ始めた。このことを話題にして、二言、三言話すうちに、心はすっかり明るくなった。

ドーンと心が重くなった時、

①体をほぐす
②頭を整理する
③心をあたたかくする

この流れが大切である。

②「体ほぐし・心ほぐし」の仕組み

✣ 背中がツッた原因は？

六〇代の元気な女性がセミナーの最中に、突然、「あーっ、背中がツッてきた！」と叫んだ。指導者が大急ぎで体ほぐしをした。私も講義の手を止めて傍に行くと、指導者は、「胸椎7番の右側がツッていますが、どうやら頸椎7番の右のシコリとつながっているように思います」と言った。そこで私は彼女に尋ねた。「頸椎7番の右のシコリから判断すると、あなたは最近、自分のお金をたくさん出費しようとしていませんか？　そして、胸椎の7番の右のシコリから見ると、いままであまりお付き合いのなかった人たちとかかわりを持つために、積極的に動こうとしている、と思えるのですが……」彼女は我が意を得たりとばかり、上体を起こして、「当たりです。実は夫が急に選挙に出馬することになったので、目下、寝る暇も惜しんで駆け回っています」とのこと。「それはご苦労様です」と労をねぎらって、軽く背中を揺すった。ツッていたシコリはたちまち消えていった。

体に出ていた背中のシコリを、そのシコリの原因となった心の意味を指摘しながら揺すると、なぜほぐれるのか。元々シコリは脳に生まれたイメージが神経に伝わって、その先にある筋肉を収縮させ・それが持続し続けて硬くなってしまう状態である。たとえば夜道をリラックスして歩いているとしよう。前方に「怪しい人影が！」と思った瞬間、背中は防御の構えとなり、腰が引ける。でも、その体の構えや強張りを、人は意識していない。そこでボディートークの体ほぐしでは、背中に触れてみて「何か怖い目に遭いましたか？」と声をかける。すると本人は思い当たるので、「そう」と頷くのだ。恐ろしいと思った神経が、そこで再び働き始める。その神経をボディートークのあたたかく、優しいタッチで揺する。すると硬くなっていた筋肉が緩み、心もホッとして怖いという気持ちが自ら解消していく、という仕組みである。

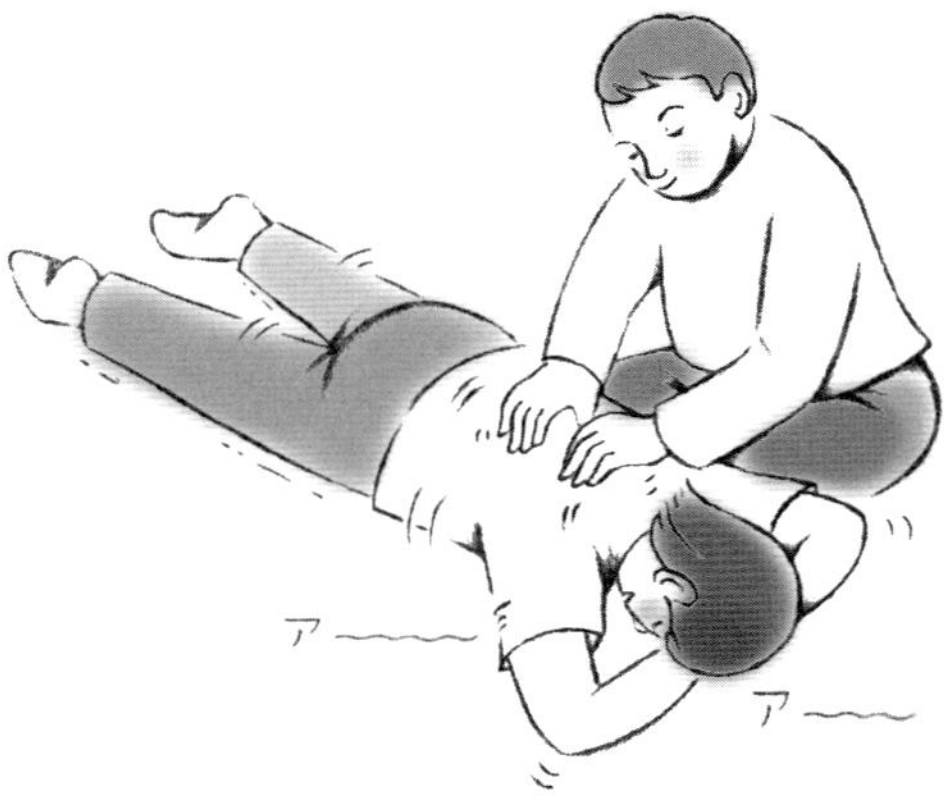

図12　《アルプスの風》
うつ伏せに寝た人は「ア〜」と軽く発声する。その声が気持ちよく出るように、ほぐす人は背骨を揺する。

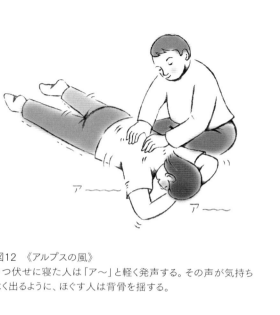

《アルプスの風》

背骨をアルプス山脈に見立てて、ほぐす手はアルプスを越える風のイメージで揺する。すなわち、風は一方の麓《ふもと》から山脈を越えて他方の麓へ流れていくという具合である。すると背骨を支えている背中の筋肉がリラックスし、背骨を通っている自律神経がほぐれることによって元気を取り戻す。

③ キー・タッチ＝やわらかく繊細に生命を包む体の触れ方 キー・ワード＝心にしみる言葉かけ

私は子どものころ、よく食べ過ぎて腹痛を起こした。母はそのたびに私のお腹を優しく撫でて、揺すってくれた。今考えると、腹痛はどうやら胃の蠕動運動が動きを鈍くして起こると思えるのだが、母のあたたかい手と適確な揺すりによって、一〇分ほどでよくなるのだった。

「手当て」という言葉が看病を意味するように、人は患部に手を当ててもらったり、揺すってもらったりすることで、体の内部が調整されて元気になる。私は母の手当てをヒントに、人の体にどのように触れるかを探求してきた。そして体に触れることで、人の心が癒されることにも気がついた。それでさまざまなボディートークのプログラムを進める前提として、《体ほぐし・心ほぐし》を行うことにしている。

✣ なぜ涙がでるの？

♪母さん　お肩をたたきましょ　タントンタントン　タントントン♪　日本古来の「肩たたき」は、子どもが握りコブシを作って、お母さんの硬くなった肩をトコトコとたたく。私も幼いころから祖母に頼まれて、よく肩たたきをしていた。しかしボディートークの「背中たたき」は、肩だけではなく、背中全体を「アー」と軽く発声をしてもらいながら、とくに背骨の両側をたたく。しかも握りコブシではなく、空気をそっと包むように軽く丸めた手でたたくのだ。おモチのように、あたたかくやわらかい手なのだが、体の内部に適確に染みこむタッチである。初めてボディートークを受けた人の背中をたたくと、「先生、どうして涙が出るのでしょう。あまりにやさしい手なので……」と言われることがある。そういう人は本来、繊細な性格の人なのに苦労を多くして、しかも泣かないように涙を止めている人だと思える。

✣ やさしく繊細なタッチ

ボディートークでは、繊細な生命の捉え方や触れ方を学ぶプログラムのひとつとして、「赤ちゃんを抱く手」がある。これを「エンゼル・ハンズ」とも呼んでいる。それは、「あたたかい手」「やわらかい手」「繊細な手」「包む手」「溶ける手」の五つの要素から成り立っている。その手は、触れられているかどうかさえ感じないほどあたたかく、まるで春風のように、また蝶々のように、ふんわりとしたものである。

赤ちゃんを抱っこするお母さんたちの手に「このくらいのタッチですよ」と、直接私が触れると、ほとんどの人が「エーッ、こんなにやわらかいんですか？　まるで空気で触れているようですね。私のタッチは強かったんですね」と驚かれる。

私はバイオリニストだが、バイオリンの弓を持つ手に力が入ると、たちまち「ギーィ」とイヤな音がしてしまう。全身の力を抜き、「赤ちゃんを抱く手」で弾くと、たとえバイオリンを生まれて初めて手にした人でも、決して「ギーィ」という音は出ない。それほどやさしく、あたたかく繊細なタッチである。

✣ 母と息子の心の交流

Eさんの息子はおっとりとした性格で、内気な子どもだった。彼にとって小学校は恐ろしい場所だったようだ。それでも母親のEさんは「休ませると癖になる」と思い、泣く子を無理矢理ひきずって行かせていた。

小学三年の時、ネフローゼで入院をし、友人の勧めがあってボディートークのプライベート・レッスンを受けにきた。

まず息子がレッスンを受けました。学校へ時々行けなくなること、ネフローゼで治療をしていること。この二点だけ、先生に伝えました。「心配ないと思いますよ。息子さんは元気をなくしてはいませんよ。ただ、友達に遠慮して気を遣ってる。それで疲れるんではないでしょうか。〔このことは、体に触れ、直感できることである。〕人にイヤなことを言ったり、したりすることが本来イヤな性格なのでしょう」と言われました。

すごくくすぐったがっている息子をほぐしながら、先生は「赤ちゃんのころ、お母さんがイライラした緊張した手で抱っこしていたので、彼は不安で体を強張らせていたのでしょう。それが今、〝くすぐったい〟という形で出てきているんですよ」とも言われました。ドキッとしたのを今でもよく覚えています。心当たりがあったからです。

夜中に泣いて愚図ると、「もー！　母さんは明日も仕事があるんじゃから、頼むから寝て！」と私もいっしょになって泣きながら抱っこしていたり、帰宅後もすぐに愚図り始めるので、「もー！　ご飯が作れりゃせんが！」と腹を立てながらおんぶして夕食の準備をしたり、休みの日は休みの日で、「お乳飲まして、済んだら掃除してご飯作りゃにゃいけん」

とか「寝てくれりゃあ洗濯ができるのに」等、いつもブツブツ言いながら、イライラして抱っこしていたように思えます。

赤ちゃんを抱く時は、柔らかくあたたかい手のぬくもりで、そっと包み込むようにすると赤ちゃんの心は安心する。そして赤ちゃんの肌はリラックスしてお母さんの手の中にとろける。反対に肌が過緊張になると、くすぐったがりになる。赤ちゃんに対する体ほぐしは、ボディートークでは「エンゼル・ハンズ」と称して、とくに繊細なタッチを大切にしている。

今度は私の背中を見て、「何に対しても一生懸命でガンバっていますね。ようするに、ガンバリ屋さんだけど、人がどう思うかが、とりわけ気になっています。まわりの目が恐くて、何も言われないようにと構えています。人に気を遣い過ぎて、肩身も狭くしていませんか」。これまたドッキリ。ひたすら「すげー！　当たっとるわ！」と驚きっぱなし。そして不思議だったんですが、全然悲しくなんかないのに、背中をみていただいている間中、涙、涙、涙……、わんわん泣きました。そばでレッスンを見守ってくれていた先輩と私に、先生は「この涙は今まで張り詰めていた気持ちのしこりがほぐれていく涙ですよ。こんな時はしっかり泣けばいいいんですよ」と説明されました。

それからは、寝る前に母と子でボディートークをすることになった。もちろん、赤ちゃんに触れるような「エンゼル・ハンズ」のタッチで。するとお互いにしゃべりやすくなって、その日の出来事を話すようになった。

いつごろからでしょうか。甘えることの少なかった息子が自分から「腰が痛い。ボディートークしてくれる?」と言うようになりました。そして四年生の時の家族旅行中のこと。「やー!」と言いながら体当たりしてきて、照れくさそうにそっと私の手を握りました。些細なことだけど、うっれしくってうれしくて……そのままずっと手をつないで歩きました。息子と私の関係は、この日からやっとスタートできたような気がします。

それからは普通に手がつなげたり、可愛さのあまり、ぎゅーっと抱きしめてみたり、じゃれあって遊んだり……私が茶髪に挑戦したり……。お互いに本来の自分らしさを出すことができるようになったのです。

Eさんは親の反対を押し切って結婚した。自分のことも家族のことも、うしろ指を指されないように必要以上に気を遣ってきたらしい。そういうわけで、子どもを内から見る余裕がなく、世間に恥ずかしくないようにと外の形を整える方に神経を立ててきたのだ。だからいつも構えがあって、子どもが母親の心に近づけなかったと思える。

つい最近、長男が自分の育った様子について尋ねてきました。私は隠す必要はない、かえって理解し合えるいいチャンスと思い、正直に話をしました。そして最後に、「ごめんな」と謝りました。

長男は「ふ〜ん。大変じゃったんじゃが。まー、母さんも悪気があってしたわけじゃねーから。謝まらんでもいいよ」と言ってニッコリしました。どちらが大人なんだか……長男にすっかりフォローしてもらいました。

✣ キー・ワードを見つける――頬かむりの青年

かれこれ七年間引きこもっている二〇代の息子のことで、困りきった母親から電話があった。「とりあえず、あなたがボディートークを習いに来てください」と言うと、「息子をおいて大阪までとうてい行けません」とのこと。やむを得ず、指導者のMさんに家までレッスンに行ってもらった。

Mさんがお宅へ訪問してお母さんと話していると、離れの部屋に閉じこもっている息子さんが、どこからかMさんを見ていたのだろう。その穏やかな様子に「レッスンを受けてもいい」と言い出したのだ。Mさんとお母さんが部屋で待っていると、タオルで頬かむりをしてサングラスをした息子さんが、へっぴり腰で入り口に立った。思わずキャッと飛び上がりそうになったMさんは「逃げたい」と思ったのだが、でも逃げ出したいのはむしろ彼のほうなのだと気がついた。

Mさんはレッスンを始めた。うつ伏せに寝てもらって背中や腰に触れると、「おびえのシコリ」を強く持っている。昔、お父さんがアルコール中毒で、よく暴力を振るっていたと聞いていたので、「お父さんのこと、よっぽど怖かったのね」と言葉をかけた。彼は突然立ち上がって「そうなんだ。怖かった……」と言った。その目は真剣だった。再びうつ伏せになってもらい背中や腰を揺すると、「おびえのシコリ」がスーッと消えていった。その変化に不思議な感じがしたそうだ。

人生の出会いにおいて重要な意味を持ち、また人生を開く鍵を握ることになる人物を「キー・パーソン」というように、人と人との直接的な触れ合いも意味のある生命を育む手で行わなければならない。このようなタッチを「キー・タッチ」と呼んでいる。そして、そのシコリやユガミの要因となっている事柄を表す言葉が「キー・ワード」だ。その言葉は、その人の心の中に潜んでいるが、その人の心の言葉で指摘しないと、キー・ワードにならない。たとえば彼の場合は、「父親に対する憎悪の気持ちがありますよ」という言葉ではピンとこないのだ。「怖かったね」という言葉が、心の扉を開く鍵になるキー・ワードだったのだ。「おびえのシコリ」が取れると、彼はサングラスをはずした。元々彼がサングラスをかけるのは、自分を見られたくない気持ちから発している。前髪を長く垂らして目を隠している人は、他人とかかわりたくない心境であるのと同じである。

Mさんは続けて肩身や首の状態から心のあり方に気づき、彼に告げた。「何とかしなくちゃって考えてばかりいたんじゃない?」——これもキー・ワードだった。彼は再度、飛び起きた。父親の暴力に立ち向かうために、小学生のころから密かに鉄アレイを持って、筋肉トレーニングをしていたそうだ。

さて、プライベート・レッスンを終えて帰ろうとしていると、「お母さんがしんどい思いをしているので、ぜひほぐしてほしい」と、彼のほうから言い出した。そこでお母さんにうつ伏せに寝てもらい、Mさんは彼に《アルプスの風》を指導した。繊細で柔らかな手をしていたそうだ。「こうやって毎日、お母さんをほぐしてあげてね」と言うと、彼は初めてニコッと笑顔を見せた。この言葉もキー・ワードだった。

長年閉じこもっていた彼が、第一回目の訪問でここまで打ち解けたのは、Mさんの人柄はもとより、ボディートークの暖かいふれあいであるキー・タッチと、彼の心に働きかけて体をほぐすキー・ワードがあったからだ。でも、どうしてキー・ワードで体がほぐれるのだろう。その仕組みはこうだ。

人は心に悩みが生じると、脳に苦しみのイメージを作り、その苦しみに対応する筋肉の、ある部分を収縮させる。不快なものを見ると、眉の付け根が縮んで、いわゆる「眉を曇らせ」たり、不平不満があると「口をとがらせ」たり、おびえると犬なら尻尾を内へ巻いたり、人間だと仙骨を内へ引っ張ったりするのだ。ところが、生命の機構はうまくできていて、悩みが長引いて慢性化すると、収縮している神経を鈍らせて、悩みを固定したまま無意識の世界へ押し込めてしまう。そのために表面上は悩みを感じていないのである。

そういう体はもちろん硬いのだが、「硬くなっていますよ」と言って揺すっても、ほぐれない。その言葉かけでは無意識の扉は開くことができない。そこでキー・ワードが登場する。脳の中に眠っていたイメージと、核になる言葉で再び呼び起こすのだ。怒りの感情をしっかりと腹に納めて、何くわぬ顔をしている人に、硬くなっている背中の胸椎8番を揺すりながら、「あなたは腹を立てていますね」と指摘すると、胸椎8番から出ている、胃を働かせる自律神経が再び覚醒して、腹立ちを思い起こし、「そうなんです。怒っているんです」と言い始める。その活性化した神経を、キー・タッチでほぐすのだ。

もう一度、仕組みをまとめてみよう。

①体に触れ、息や声を聞き分けて、その人のシコリやユガミから心の問題に気づく
②的確な言葉かけ（心の体表現語などを用いて）で、心の問題を指摘する――キー・ワード
③閉じ込め、鈍らせていた悩みの神経を再び覚醒させる
④呼び起こされた神経をキー・タッチでほぐす
⑤その時自ら発する声は、体をほぐすことに役に立つ（第四章参照）

✣トラウマ――幼児の火事体験

人は身の危険を強く感じる場面に出くわすと、心に傷を負うことがある。このことを心理学ではトラウマ（こころの傷）と呼ぶ。トラウマが強いと、ＰＴＳＤの症状を引き起こしてしまう。ＰＴＳＤは、「強烈なショック体験、強い精神的ストレスが、こころのダメージとなって、時間がたってからも、その経験に対して強い恐怖を感じるもの」である。阪神淡路大震災や池田小児童殺傷事件などでも、心に深い傷を負って、体や心が固まってしまったために日常生活もスムーズにいかず、深刻な症状が出る人が続出したのだ。

四歳になったばかりの女の子がＰＴＳＤで悩んでいた。夜中に家が火事になったのだ。火が迫る中を母親が抱きかかえて飛び出した。女の子を近所の人に渡して、両親は必死に消火活動をしたが、家は全焼だった。女の子にとって、どれだけの恐怖だっただろう。脅えの体でジッ

と固まり、何もできない状態になってしまった。典型的なPTSDだ。

女の子は、会員の紹介で私のプライベートレッスンを受けることになった。母親に連れられてやって来た女の子は、部屋に入ったとたん、ドアに張り付いて突っ立ったまま。私はそっと近づいて、「いらっしゃい、名前は何ていうの？」と聞いた。女の子は固まってしまって、モジモジしている。その様子を見て、「アッ、この子は男性の声にも脅えがあるのだ」と思った。そこでともにレッスンをしていた城石明喜子さんにバトン・タッチをした。

女の子はとても警戒心が強かったので、先にお母さんからほぐそうと横になってもらうと、突然、女の子が泣き出した。「シメタ」と私は思った。感情があふれ泣き出した時は、心をほぐす絶好のチャンスだからだ。城石明喜子さんは女の子を外へ連れ出した。そして「どうしたの？」と声をかけながら、暖かく抱いて背中を軽くほぐした。もちろん胸椎3番を中心に揺すって、詰まった息を緩めたのだ。

女の子は、その優しいタッチに思わず泣き止んで、不思議そうな表情をしたそうだ。「火事にあって恐い思いをしたのね」と言うと、「コワカッタ」とつぶやいて、再び激しく泣き出した。こうなると、どんどんほぐしていける。息が落ち着いてきて部屋に戻ってきた時には、体の動きは少しやわらかくなっていた。城石明喜子さんは女の子を膝にダッコして全身をほぐし始めた。「首を引っ込めて、手も足も縮めて、カメさんになっているよ。ホラ、ちょっとずつ揺すって、手も伸びて、足も伸びて、今度はウサギちゃんになろう」。

この「ウサギちゃんになろう」が予期せずキー・ワードになった。女の子がニコッと笑った。心が溶け始めたのだ。あとでお母さんに聞くと、四歳のお誕生日に素敵なウサギのぬいぐるみをもらって、大事に大事にしていたのに、火事で燃えてしまったそうだ。だから「ウサギちゃんになろう」と言ってもらって、体の内から喜びがわき起こったのである。

何回かのレッスンで女の子は元気を取り戻した。こういうふうに体を通して心をほぐす「心身一如の体ほぐし」は、トラウマ解消には最適と思える。

もう一例お話ししよう。指導者のNさんが教室でウッカリ足を滑《すべ》らせて、仰向けにドンと倒れた。その瞬間を私は見ていた。幸いにも頭はほんの少し遅れて、床に打ち付けた。すぐに頭に手を当ててみた。神経の複雑に乱れた波が手に伝わってくる。三分間ほど手を当てていると、波がスーッとおさまってきた。と同時に、外の気配にも気付くようになったとのこと。しばらく安静にしていたあと食事にでた。頭を激しく打ったのだから、悪くすると吐く。幸いそんな症状は起きなかったのだが、頭蓋骨と脳ミソの間にすき間がある、と感じたそうだ。また、目と目が左右に離れていって、視点がまとまらなかったそうだ。病院に行くか行かないかは自分で判断するということだったので様子を見ていた。

一週間後、同じ教室に足を踏み入れたとたん、手足がガクガクと震え始めた。外へ飛び出すと、涙がとめどなくあふれて泣き続けた。ＰＴＳＤの一種で、フラッシュ・バックだ。滑った時の足の感触がふたたび体に蘇り、蘇った感触が、また頭を打つぞ、と心に恐怖を起こさせたのだ。

ボディートークでは、この時こそトラウマ解消のチャンスと捉える。すぐにうつ伏せになってもらい全身をほぐした。Ｎさんは心身ともにスッキリした。

④ イジメの問題は「北風」ではなく「太陽」で

✣ 弱肉強食は動物の宿命

人の言動に接して「イヤだなぁ」とか「頭にカチンとくるな」とか感じることがある。自分の本来の生命の働きに従って進んでいると親和感がある。しかし生命が抑圧されたり、歪められたりすると、違和感を感じて人はイライラして「イジメっ子」に変身したくなる。たとえば、どんなに優しいお母さんでも、歯がうずいて痛みを感じていると、子どもが頼みごとをしても、「そんなことは自分でやりなさい」と冷たく言い放つことになる。イジメとは言えない段階だが、人間も生物であるかぎり、誰でもイジメの原点は持っているのだ。

いじわるライオンのたとえ話をご存じだろうか。動物たちを追い回し、唸り声をあげ、仲間たちから怖れられているライオンの話である。ある日、昼寝をしているライオンの足の裏にトゲが刺さっているのを、一匹のアリが見つけた。アリはそっとトゲを抜いてやった。するとその日から、ライオンはとても優しくなった、というのである。

この話は、心と体が直結していることを教えてくれる。たとえば、イジメっ子を説教する前に、その子の体のあり方を調べてみることをお勧めする。するとイジメの原因がわかろうというものである。(このことについては次章で述べる。)

もう一例挙げよう。小さな魚はプランクトンを食べて生きている。大きな魚は小さな魚を食べている。人間はどんな魚でも食べる。動物は自分より弱小の生物を食べて、生命を保っている。しかし、犬や猫がトカゲやカエルなどの小動物の動きに反応して、チョッカイをかけることもある。これは犬や猫にとっては遊びだが、小動物にとっては生命がかかっている。人間の子どもも、小動物をいじめて楽しむ心を有している。かく言う私も、子どものころにカエルの肛門にストローを突っ込んで、プーッと息を吹き込み、カエルのお腹を膨らませて遊んでいたことがある。高校時代の受験期に、夜、網戸をのぼってくるヤモリのお腹を鋭く尖った鉛筆の先で突っついて、慌てて逃げるヤモリの動きをおもしろがっていた記憶がある。いじめる側は遊びであっても、イジメられる側は恐怖なのだ。

✣ イジメは「毒出し」の快感

欲求不満のはけ口に、甘いものを食べ続けて「太っちゃった」と嘆いている人がいる。この場合はフラストレーションを自分に向けているのだが、そのはけ口を他人に向ける場合もある。それがイジメとなるのだ。はけ口のターゲットになるのは、自分よりも弱小の者だ。ある男性が職場のイライラから妻に毒づいた、すると奥さんは、夫に立ち向かうとケンカになるので、長男にイライラをぶつけた。長男は次男を小突き始めた。困ったのは次男である。ぶつける人がいない。そこで家の猫を壁に投げつけるようになった。

猫を投げつける話を、私は次男から聞いた。それで「どうして、そんなかわいそうなことをするの？」と聞くと、「お兄ちゃんが勝手なことを言うから、ムシャクシャするんだ」という答えだった。長男、母親、父親と順に遡って聞いてみると、それぞれの「毒出し」の構図が浮き彫りになった。自分に受けたフラストレーションを他に向けて毒出しすると、自分としてはスカッとして快感があるのだが、はけ口の対象になった者は、いたたまれない。

川には浄化作用がある。ゴミが流れていても、きれいにする力が備わっているのだ。しかし、その能力以上にゴミが増えると、もう浄化作用は働かなくて汚れる一方になる。そして、とうとう「死んだ川」になってしまう。イジメられっ子は、そんな川のようなものではないだろうか。友達同士でふざけあっていた関係が、いつしか「イジメっ子」と「イジメられっ子」の構図に変貌していって、エスカレートしてしまう。

ただし、小さいもの、弱いもの、違和感を感じるものに対して、人間だけがそれらのものを大切にする精神を持つことができる。それは教育からくる。

✣ 違和感は生命を守るセンサー

イジメ問題を解決する道を探ってみよう。人に対する違和感を排除しようとするのが、イジメの出発点だと述べた。だが、そうかと言って、違和感を感じないようにしようと考えるのは早計だ。

実は、違和感があってこそ、私たちは自分の身を守ることができるからだ。腐った食べ物は嗅ぐとイヤな匂いがする。それで自分の生命を損ねる食べ物だと判断し、食べないようにする。すなわち違和感は、身を守るための大事なセンサーでもあるのだ。人に対してイヤな感じがあると、その人が強そうであれば自分は逃げようとするし、その人が小さかったり、弱いものであったりすると、攻撃をして自分の目の前から追い出そうとする。一面で捉えればイヤなものを取り除いて自分の身を守る行為であるし、他の面からみれば弱い者イジメに通じるのである。

邪魔者を排除する論理は、自然界においても明快だ。たとえば大草原に住むバッファローは、草を食べつくすと別天地を求めて大移動する。その時、わざわざ大河を渡る。ボスが先導する。続いて、強い仲間が渡っていく。群れのほとんどが渡り終えたところで、弱いバッファローが渡りきることができなくて、岸近くでもがいている。そこにワニがやってくる。自然淘汰といえばそれまでだが、自然の掟は弱者には厳しい。人間社会にもこの原理は働いている。イジメの問題の根底には、この仕組みがあるのだ。

✣ イジメられっ子は反撃しない

小学一年生の思い出。雨上がりの道を帰っていくと、大きなガマガエルが道の真ん中にうずくまっていた。気味が悪いのと好奇心で、恐る恐る傘の先でチョンと突いた。ガマガエルはピクッと動いただけで、ジイッとしている。いっしょにいた仲間が突いた。次々と突いていく。それでもガマガエルはジイッと耐えている。突き方がエスカレートして、ついに私がガマガエルの腹の下に傘を突っ込んで、ひっくり返した。ガマガエルはピョンと大きく飛び上がった。驚いた悪がきどもは「ウァー、ヤラレタァー」と逃げて帰った。

違和感から始まったチョッカイはしだいにエスカレートして、相手が嫌がる行動へと発展する。しかしイジメられっ子は、反撃しないでジイッと耐えるのだ。それがガマガエルのように大きく反応すると、イジメは終わる。たとえば急に大声で泣き出したり、激しく文句を言ったり、跳びかかったりすると、イジメをしていられなくなる。ただし、ケンカになる可能性も大だ。でもネェ、イジメられっ子は大人しくって、ケンカをしたりしない性格が多い。

小学校に入ると、体育の時間にドッジボールのゲームがある。ドッジとは、「ひらりと身をかわす」という意味だ。ボールを当てられると陣地の外に出る。元々は身軽にボールをかわして逃げる動きが、敵から逃げるという本能を刺激して、反射神経を発達させる効果があるのだ。ボールは体のどの部分に当ててもいいのだが、運動神経の鈍い子をターゲットにして、わざと頭ばかりにぶつけておもしろがると、これはもうイジメの段階だ。

ドッジボールはせいぜい低学年で行うが、高学年や中学生になると投球が強いので、簡単にイジメの段階までエスカレートする。すなわちボールを当てられた子どもが快痛であれば遊びの範囲だし、苦痛になればイジメとなる。だが、当てられる側が苦痛であっても、当てる側は痛みを感じないから愉快なのである。

子どもは躾《しつけ》は躾として厳しくあっても、基本的にあたたかく、大切な愛情で包まれていると、穏やかな性格になる。それとは反対に、やりたいことができないように押さえつけられていると、心に不満が強く残る。それが積もり積もって、心の毒となるのだ。イジメっ子は、いわば毒饅頭なのだ。饅頭は、美味しい饅頭になりたいと思っている。それでチャンスがあるごとに、毒を排出するのである。

⁘ イジメの解決は体ほぐしから

ボディートークの「体ほぐし・心ほぐし」は、イジメッ子の体に表れたシコリをほどき、シコリの意味を話題にのせながら心をほどいていく。そうするとイジメっ子の気持ちは、あたたかく穏やかになる。ここでイジメっ子、イジメられっ子にとって、体ほぐしが大切である仕組みを述べよう。

世間ではイジメっ子は加害者であり、イジメられっ子は被害者であると考える風潮がある。そのような一面もあるが、その観点に留まっていると、問題解決の道はほど遠い。イジメは心の毒出しであるのだが、そもそも心の毒って何だろう。

人は自分の行動や心を押し込めると、ストレスを感じる。するとストレスが体にシコリを生じさせる。そのシコリは苛立ちの感情を起こさせるから、弱い者や小さな者に感情をぶつけるのだ。ぶつけると、シコリが薄れて愉快になる。だからイジメっ子は、他をいじめるとニヤッと笑う。反対にイジメられっ子は心の毒をもらうから、しんどくなって心に傷を持ち、笑えないのである。

実は、イジメっ子もイジメられっ子も、心に自己否定のシコリを持っている。そして本来の自分が発揮できれば、人は機嫌がよくなる。機嫌がよくなれば、ウップン晴らしをすることはない。イジメをわかりやすく言うと、トランプのババ抜きゲームに似ている。ババのカードは、心の毒、心の傷と考えよう。ババは次々と人に移っていく。これが、イジメられっ子がイジメっ子になっていく図式である。そして最後にババのカードだけを持つ子がいる。その子が正真正銘のイジメられっ子だ。そういう子は、他をイジメたくない性格をしている。それで思い余って自分を閉じ込めたり、自傷行為をしたり、ついには自殺まで自らを追い込むのだ。

ここにイジメを解決するヒントがある。すなわち自己実現ができれば、人は他に対して優しくなる、ということだ。「イジメをなくすにはどうしたらいいでしょう?」と聞く学校の先生がいるが、私は「いい授業をすることが大事です」と答えている。いい授業とは、生徒一人一人の感性を内から膨らませる授業のことだ。

ある小学校の男の子から聞いた話だが、父親の転勤で他県から引っ越してきた時、クラスのみんなは冷たい目線を投げていたので、学校へ行きたくなくなった。ところが体育の鉄棒の授業の時、「誰か、足掛けまわりでクルクルまわれるひとはいませんか?」と先生が尋ねた。彼は得意だったので、「ハイッ」と手を挙げた。そこでみんなの前でやってみせると、「ワァ、すごい!」と声があがった。授業が終わって次々とみんなが話しかけてくれ、彼は学校に行くのが楽しくなった。また、私のミュージカルに出演している子どもたちが、口々に「このミュージカルがあるから学校に行ける」と言っている。これもミュージカルの素直な全身表現で精いっぱい自分を発揮できるから、日ごろも体と心をしっかりと保つことができる、という意味である。「自己実現を保障する」というのが、イジメ解決のキー・ワードなのだ。

✣ イジメられっ子の父母の対応例

人生にはさまざまな困難が起きるものだ。困難を解決するには、基本的に二とおりの道がある。一つは、力ずくでやっつけようとする北風の方法と、もう一つは、暖かく光をふりそそぐ太陽の方法である。

イソップ童話『北風と太陽』(ボディートーク協会改編)

今日も　北風は
口笛　ふきふき
山また山を　駆けぬけてきました
「どうだ　太陽
おれさまと　どっちが強いか

ひとつ　腕試しってぇのは」

森の小道に
急ぎ足の旅人を　見つけて
北風が　言いました
お陽さまは　雲の上で　ほほえんでいます

北風は　口をツーッとすぼめて
「よーし　あいつの外套《がいとう》を
脱がせたほうが　勝ちだ
ヒュー、　フー！」
ひとつ吹き　また　ひとつ吹き

旅人は　首をすくめて　エリを立て
背中を丸めました　ところが
何もかも　飛ばされそうになるので

外套を　しっかり抱きかかえ　とうとう
木陰にうずくまってしまいました

でも
雲は　すっかりとびさって
空は　すっきり晴れわたりましたよ

「そろそろ　私の番かな」
お陽さまは　にっこり笑いました
森には　光があふれています
旅人は　ゆっくり立ち上がり　やがて
外套を脱いで　肩にかけ
鼻歌まじりに　歩きだしました

春が来たみたいですね

北風は、冷たい息で力ずくで外套を脱がせようとした。この方法は、イジメッ子を厳しく説教してイジメを止めさせようとするのと同じだ。それと反対に、太陽はいつも暖かい息で見守っている。ということは、イジメッ子の立場に立って、イジメッ子が本来の暖かい心を取り戻すように「体ほぐし・心ほぐし」でフォローするということだ。さらに言えば、いじわるライオンのトゲを抜いてやることだ。そして当然のことだが、イジメられッ子にも傷ついた心を癒すための「体ほぐし・心ほぐし」を行うことが大切だ。するとイジメッ子にも、「春が来たみたいですね」という、暖かな世界が実現できるようになる。

ちなみに、英語のspringは、「春」という意味のほかに、「弾むこと」「泉」なども含まれている。「体ほぐし・心ほぐし」で心身ともにスッキリすると、生命力がどんどん湧いてきて、思わず体が弾んでしまうような「春が来たみたい」な心が戻ってくるのである。

子育て真っ最中のTさんが、暗い声で電話をしてきた。小学一年になる息子が、いじめに遭っているというのである。学校の帰り道、クラスメイトの男の子から、初めはからかわれていたようだったが、しだいに叩かれたり、つつかれたりするようになった。ある時息子が顔にケガをして帰ってきたので、問いただした。詰めた背中をほぐしながら話をするうちに、イジメられていることがわかったのだ。すぐに担任の先生に連絡をして、イジメっ子に注意をしてもらったが止まらない。そこで担任から、イジメッ子の家庭に連絡をしてもらった。すると火に油を注ぐがごとく、イジメはますますエスカレートしていった。Tさんは、やむなく学校へ行かせないようにした。この時点で、私に相談の電話をしてきたのだ。

大人が注意すると、イジメがエスカレートする。その理屈がわかるだろうか。まず、イジメがなぜ起こるのか、から説明しよう。修学旅行の「布団《ふとん》蒸し」で考えるとわかりやすいだろう。誰しも経験のあることだが、修学旅行の最大の楽しみは、仲間と一夜をともにすることである。旅館に着くと、まず、マクラ投げが始まる。そして、一人の子どもをターゲットにして、布団蒸しへとエスカレートする。これは、もちろん遊びである。しかし、布団の中に閉じ込められた子どもは、布団が重なる毎に息ができなくなる恐怖から、思いっきり暴れるのだ。イジメっ子の心理は、これと似ている。

自分を大切にしてもらい、充分に自分を発揮し、周囲に認めてもらっている子どもは、人に対して優しくなる。逆に、学校や家庭で押さえ込まれていたり、認めてもらえなかったりしている子は、冷たい息を浴びせられて身を縮めているのだ。その窮屈さから逃れるために、他の子をいじめるのである。表面上は好き勝手やっているようでも、心の中は窮屈で淋しい思いをしている。イジメの対象になるのは、反撃をしてこないおとなしい子とか、大人に従順なおりこうちゃんとかである。そして、いじめると自分の苦しい息がちょっとだけ緩むのだ。布団蒸しにされた子は暴れる。それはちょっとでも息を楽にしたいからである。大人が注意すると、さらに布団をかけているようなものであるから、イジメがエスカレートして当然だ。

Tさんの夫は、息子がイジメに遭っているという問題に加えて、母親が息子を学校に行かせないということに強い憤りを感じていた。「夫が校長に談判に行く、と言っているのですが……」

「それもいいでしょう」と私は答えた。怒りをぶつけて発散することも、この際、父親にとって必要だと思ったのだ。私は続けて「でも、Tさん、あなたは校長や担任に怒ってはいけませんよ。その旨を告げて、あなたとしては『息子の問題は別の方法で解決したいと思います』とにこやかにおっしゃってください」。それから、ボディートークによる解決法を伝授した。

その方法とはこうだ。Tさん自らがイジメっ子の家庭を訪問する。そして母親に、イジメについて腹を立てていないことを伝える。心と体の結びつきを簡単に説明して、「試しにあなたの背中をほぐさせてください」と頼む。そこで体が楽になり、心がほぐれることを実感してもらったら、「お子さんにも少しさせてください」と続けるのである。

早速、Tさんはそのように実行した。相手の家に行ってみると、硬い表情の母親が出てきて、潔癖症なのだろうか、家の中はピシッと片付けられている。「なんとも、窮屈な家だな。これでは子どもがイジメに走るのも無理はないな」とTさんは感じたそうだ。雑談をする中でうまくきっかけをつかんで、その母親にちょっとだけ体ほぐしをした。「なんて硬い背中なんだろう。

お母さんがこれだけ息を詰めていると、息子に辛くあたるのだろうな」と思い、イジメをなくすには、母親の息をほぐすことが先決問題だと実感した。ほんのわずかな体ほぐしでも、母親の表情は和らいだ。それで「息子さんの背中をみさせてください」とお願いした。イジメっ子の男の子が恐る恐る出てきた。うつ伏せになってもらって背中をほぐすと、硬かった背中が少しやわらいで、息がやさしくなった。すると男の子が「おばちゃん、また来てね」と言った。何度か来ることを約束して帰宅した。

翌日から効果が表れ、イジメはなくなった。

✣ イジメの問題は子育ての原点から

イジメの問題を子育ての原点から整理してみよう。イジメの問題の解決の糸口として提案をするならば、次の二つである。

① 子ども一人一人の存在を、真正面から認めること

宇宙の営み、生命の不思議が丸ごと存在する赤ちゃんは、生まれてきただけで大きな奇跡なのだ。人間の赤ちゃんは、お母さんやまわりの人をじっと見つめる。無条件に、何の疑いもなく、ひたすら全身で受け入れて見つめるのである。だって、初めからいじわるな目つきの赤ちゃんなんていない。

「存在を認められる子ども」は、内から本来の生命を膨らませる。母と子の見つめ合う目と、赤ちゃんのすべてを委ねる心と体、そして赤ちゃんをすっぽりと包み込む母の手、それは人間として成長する「あたたかなふれあい」の原点である。

「イジメっ子」は基本的に大人が作り出している。人は認められると、心が安定する。「イジメっ子」は多かれ少なかれ、認めてもらえない部分が無意識の中にあって、不安感と苛立ちを有している。「お兄ちゃんはちゃんとしているのに、どうしてお前はできないの?」という言い方で叱る親。「クラスのみんなは約束を守っているのに、お前だけだよ。ダラシないのは!」と決め付ける教師。その反発を相手にぶつけることができればイジメにはならないのだが、相手が強すぎて、ぶつけることができなければ、ハライセは弱者に向かう。大人が「子どもの存在そのものを真正面から認めること」がイジメ解決の大事なポイントである。

②子どもが内なる力を充分に発揮できる場をつくること

子どもを大事にすることはもちろんだが、何もさせない状況だと、子どもの心は腐ってしまう。内に秘めている能力を発揮できるようにしなければならない。人は誰でも、ちょっと困難なことが好きなのである。いろいろ考えて、いろいろ試して、やっと事を成し遂げると大きな満足がある。この充実感が人に寛容な心を生む。

雪山で遭難した人は、雪の存在自体がうらめしく思われる。しかし山小屋で暖かく過ごして、おいしい食事をしている人は、雪山が楽しくてイソイソとスキーに出かける。子どもは自分が認められ、思う存分、本来の能力を出すことができると、まわりの人を認め、また困難にも耐えることができる。というより、むしろ困難を克服する中で、喜びが膨らんでいくのである。

第三章 心も体もしなやかに

「しなやか」という言葉は「しなる」という語から来ている。この場合の「し」は「仕」の意味である。したがって、「しなる」は「するように成る」ことである。しかし、この語には二つの意味がある。すなわち、竹が風になびくように、①「外部の力によってされるようになる」ということと、風が止めば竹が元どおりに真っすぐに立つという意味で、②「外部の力がなくなれば元に戻る」ということである。赤ちゃんや動物の身のこなしは、力まず無駄なエネルギーを使わないで、狭い空間でもみごとにやわらかく通り抜ける。

私は子どものころ、近所の小川でドジョウを捕まえて遊んでいた。バケツに五〇匹も入れると、ドジョウたちは右往左往して大騒ぎだ。ところが、ひしめきあって動いているのに、スルリスルリと決してぶつからず自由自在にすり抜けていく。しなやかさの本質を見たような気がしたものだ。

① 内を感じる能力――「第六感」を磨く

✣「先天的内感能力」と「後天的内感能力」

当たるも八卦《はっけ》、当たらぬも八卦と易占いでは言う。第六感も同じように思われているのではないだろうか。「第六感にピンときたから、こう思うよ」と言うと、「でも、あまり当てにはならないね」と言い返されそうだ。でも私は第六感とは曖昧なものではなく、明快な「感」であり、生きる能力としても重要な意味を持っていると考えている。

第六感の前提となる五感は、視覚・聴覚・触覚・嗅覚・味覚の五つだ。おのおの目・耳・皮膚・鼻・舌を使って感じる。この五感が研ぎ澄まされて、互いに響き合い、支え合って総合力として働くのが第六感だ。したがって、第六感には特別な器官はない。否、むしろ全身全霊をもって感じるものだと思う。だから感覚を鋭くして「先天的内感能力」を高めるにとどまらず、頭の働き、心の働きも含めて「後天的内感能力」をいっぱい使って第六感は生まれるのではないだろうか。

・内感能力……無意識的にせよ意識的にせよ、体および心の状態、変化をいち早くキャッチする能力。

- 先天的内感能力……自分の心や体を守るために内的環境の変化を直感的にキャッチする生まれつきもっている能力。
- 後天的内感能力……心の状態や体のあり方を自らの知力や感覚で客観的に把握する能力。

たとえば、腰に痛みを感じるのは先天的内感能力による。でも、その痛みがどこから来るのか、体を揺すりながら、この痛みは胸椎11番、12番のまわりの筋肉を叱咤《しった》激励《げきれい》して固め、その固さが腰骨を引っ張っているのだと気づいたりするのは、後天的内感能力によるのである。

✣ 変だと思ったら、やっぱり変！

駅前を歩いていたら、年配の女性が近づいてきて「ちょっと、ちょっと、こっちに来て」と袖を引っ張った。女性会員のGさんから聞いた話である。頭の変な人かな、と感じて「何の用ですか？」と聞いたけれども、その人は「いいから、ちょっとこっちへ」と、半ば強引に建物の陰へGさんを連れて行った。そして「ズボンが……」と言ってうしろに回るので、「お尻が破れていますか？」と聞くと、「いえ、ズボンの裾《すそ》に靴下がかんでいるので……」との話。「おかしい！」とGさんは直感した。ズボンの裾が乱れているのなら、その場で声をかければすむものを、わざわざ人目を避けるような場に誘導するのは、普通ではない。

そこで、肩から下げていたバッグを前にかかえ込んでしゃがんだ。裾を直して、「ご親切に、ありがとうございました」と言うと、いつの間にかうしろに年配の男性が立っていて、二人ともサッと風のように去って行った。もし、バッグを横に置いてしゃがめば、女性のほうが「お手伝いしましょう」とか何とか時間を稼いで、その間に男性が素早くバッグの中身を物色したのかもしれない。

二人がスリであるのかどうか、定かでないが、その言葉かけと行動が、何か腑に落ちない。ところがスリの共同作業だと考えると、すべてつじつまが合うのだ。「変だと思ったら、やっぱり変！」——この直感は大事にしよう。

大韓航空機がロシアの空軍に撃墜された事件を記憶している人も多いだろう。ボディートークの副会長である城石明喜子さんは、あの飛行機に乗るために、ニューヨークの空港まで足を運んでいた。でも、ちょっと気がかりなことを思い出し、翌日の便に変更してもらった。だから事件も知らずに、ホテルでもう一泊していたのだ。

日本で待っているお母さんやバレエのお弟子さんたちは大パニックだった。年に何回もアメリカに行っている城石明喜子さんが、予約している飛行機に乗らなかったことはそれまで一度もなかったから、てっきり墜落機に乗っているものだと、みんなは思ったのだ。それでテレビにかじりついて、いつ死亡者名が出るかと、まんじりともできなかった。翌朝、必死で娘の行き先を探し当てたお母さんから電話がかかった。お母さんは「あなた生きていたのね！」と、腰も抜かさんばかりに安堵したとのこと。

こんなにダイナミックなことではなくとも、私も子どものころから、ずいぶん第六感にお世話になっている。数年前、子どもミュージカル合宿のために車で富士山に向かった時のこと。折りしもお盆が終わって、東京へ戻る車が大渋滞していた。富士山の麓まで着いたものの、国道には車がギッシリ並んでいて、一〇〇メートル進むのに一時間もかかりそうだった。それで地元のお店の人に尋ねた。「富士山へ抜ける裏道はありませんか？」と。

「あるにはあるけど、ややこしくて地図なんかとてもじゃないけれど書けない」との答え。とにかく抜ける道はある、と聞いて、私は自分の第六感に頼ることにした。富士山の匂配を判断のポイントにして、車ひとつがやっと通れる畑道をあっちに行き、こっちに行きして三〇分ほどかかって渋滞から脱け出た。

その合宿で朝食に豆腐の味噌汁が出た。私は豆腐を口に入れて、フッと古くなっているように感じた。すぐ子どもたちに食べないように指示をした。合宿が終わって数日後、その合宿所に食中毒患者が出て、営業停止になったという新聞記事を読んだ。私たちの後に合宿した大学のサッカー部員たちが豆腐にあたったとのこと。あの時、私が早く気づいていなければどうなっただろう、とホッと胸をなでおろした。

第六感を養うには、まず常日頃、五感を研ぎ澄ますことを心がける。たとえば、視覚に関しては、道を歩きながらもマンションの上のほうの階や看板、さらには空や雲を見たり、家々の窓や花を観賞する。耳も時々澄ましてみると、私たちのまわりにはいっぱいの気配が感じられる。耳の感覚が鋭くなれば、人の声の奥に潜む本音なども聞き分けることができるようになる。

嗅覚では、お米が炊き上がる匂いがいい。私は玄米を土鍋で炊くが、炊き上がる前の匂いを、ナベブタの小さな穴から吹く蒸気に鼻を近づけて嗅ぐ。「あっ、おコゲが少しできた」という瞬間もわかる。ほどよくできた匂いで火を止める。もちろんお米の量、水の量も計ったりしない。すべて勘だ。そして確実においしい御飯をいただく。それが快感なのだ。

ボディートークのキー・タッチは、まさに触覚のトレーニングだ。優しいタッチといえども、気持ちだけでは何ともならない。いろんな人の背中をほぐすことで、柔らかく、相手の心と体に寄り添う感覚が身につくのだ。

触感だけでなく、ボディートークでしなやかな心と体をつくり、五感を研ぎ澄まして第六感を高めよう。そして「体をみれば心がわかる」というのも、この第六感を柱としているのである。

② 赤ちゃんや動物の身のこなしから学ぶ

✣ 勾玉《まがたま》の微振動

地球の海の中で生まれた生命は、単細胞からプランクトンになり、やがて魚へと進化していった。そして、何億年もかけて人類が誕生するまでには、進化を支えてきた運動があった。それが微振動である。だから人類もまた、生命を保つために微振動を必要としている。

動物の卵は受精すると、十数時間後には勾玉の形になる。そして勾玉は微振動しながら細胞分裂を繰り返し、おのおのの動物へと成長する。勾玉は魚であれ、カエルであれ、ブタであれ、人間であれ、みな同じ形である。だから動物の共通の運動は、全身を細やかに揺する微振動である、と考えた。ボディートークでは《エビ体操》と名づけて、仙骨を中心に全身に波を通す動きを行っている。

この運動は、風邪のウイルスが体に入ってきた時に発見した。買い物をしている途中に、突然、背中がゾクッとしたので「あ、ウイルスが入ってきたな」と感じたのだ。すぐさま熱が出始めた。きっと体内の白血球が大集合してウイルスをやっつけようと戦ってくれている熱だと

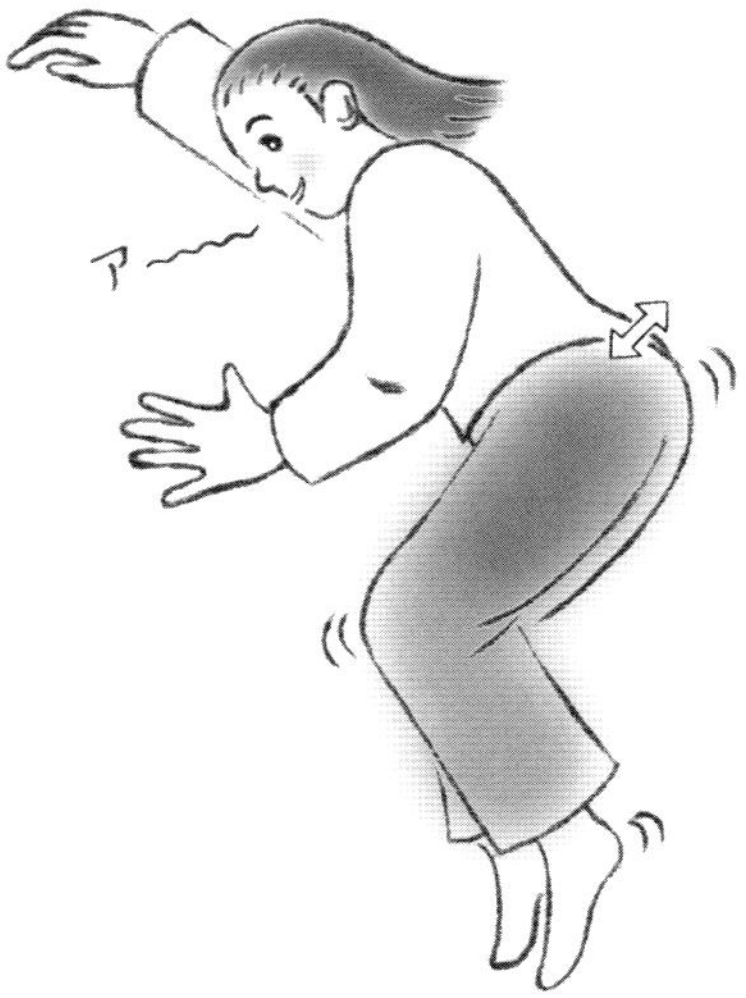

図13　エビ体操
①横向きに寝て、両膝をゆるめる。②「ア～」と声を出しながら、エビがピクピクするように腰から背骨へ波を起こす。

直感した。帰宅してすぐに横になって、仙骨を中心に全身を震わせた。もちろん「アー」と発声もした。声が体の内部に微振動を伝えるからである。とにかく、ジッとしていられなかったのだ。五分ほど揺すっているうちに、いつの間にか寝てしまい、一時間ほどして気がつくと、熱は下がっていた。でもすぐに熱がぶり返してきたので、やはり微振動を続け、再び眠ると、すっかり熱は引いていた。

✣ 魚の泳ぎ

魚の泳ぎ方は背骨を左右に揺する。そのうねりの中で水中をかきわけている。中にはちょっと変わった泳ぎをする魚もいて、ヒラメやカレイは、横に寝転んで砂に潜っている。そして逃げる時は、背骨を上下に揺すってヒラリと素早く逃げるが、すぐに砂に潜って体を砂色にして身を隠す。左右の動きを上下に変えただけで、泳ぎ方の原理は同じだ。

人間も魚の動きを背骨に残している。うつ伏せになって腰を左右に揺すってみよう。腰に生じた波が、頭のほうと足のほうにうねりになって伝わって、この運動は背骨に通っている自律神経を活性化する。もちろん人間としては、この時に「アー」と発声しながら行うと、体の中に微振動が起こって、神経がほどきやすくなる。仰向けになって同じ動きをするのも効果がある。魚になったイメージで、せっせと楽しんでやってみよう。

この波の運動は、寝転んでも、座っても、立ってもできる。

✣ワニの匍匐前進

現存する爬虫類の代表はワニだろう。水中では太くて長い尻尾を左右に振りながらスイスイと泳ぐが、水辺では短い手足を器用に使って匍匐《ほふく》前進をする。人間の赤ちゃんも、ハイハイする前に匍匐前進をしている。赤ちゃんにとっても、モゾモゾ動くことやハイハイをたっぷりすることは内臓を強くし、肺呼吸を豊かにするためにも、とても大切な運動である。このごろはサッサと立ち上がる赤ちゃんが多いようだが、それは大人が椅子やテーブルを使うことが多くなったからだと思われる。赤ちゃんは、早く立つのがいいのではない。匍匐前進や四つん這《ば》いに充分時間をかけよう。そのためには、大人も率先して腹ばいになろう。これは健康のための基本的な運動だと思う。

✣ 四足動物・《馬の背ゆらし》

牛の横に立って、牛と同じ声を出してみた時のことだ。私の声をうるさがって牛が歩き出した。すると牛の背骨が上下に波打つのを感じたのだ。家に帰って、早速、四つん這いになって背骨を揺すってみた。すると思いもかけなかった波の感覚が体に生じたのだ。そうか、馬が頭を上下に揺すりながら歩くのは、背骨の波が首に伝わる動きなのかと気づいた。

四つん這いになって《馬の背ゆらし》をするためには、少し練習する必要がある。この運動を、ある時、ファッションモデルたちに指導した。なかなかうまくいかないので、簡単にできる方法はないものか、と思って、ハタと気がついた。「そうだ、立ったまま、この背骨の波打つ動きをするのは、ブランコに乗っている時だ」。そこで、ブランコの鎖を両手に持つ格好をして、ブランコが揺れるように漕ぐ動きをすると、背骨の運動が自覚できた。その運動を、四つん這いでやればいいのだ。

《四つん這い運動》

赤ちゃんは四つん這いで歩き始めて、やがてつかまり立ちをし、二足歩行をしながら成長する。考えてみれば人類は、進化の過程で四足動物から二本足で立つようになった。だから内臓は四足動物の形態をとどめていると思える。大人にとっても《四つん這い運動》は大事である。

　ボディートークでは《背の五山》（『ボディートーク入門』参照）や《馬の背ゆらし》が代表的な運動であるが、四つん這いになって拭き掃除をしたり、さまざまに動いてみるだけでも効果はある。また病気やケガによってトイレに歩いていけない時でも、四つん這いでいけるなら回復のためにも一石二鳥である。

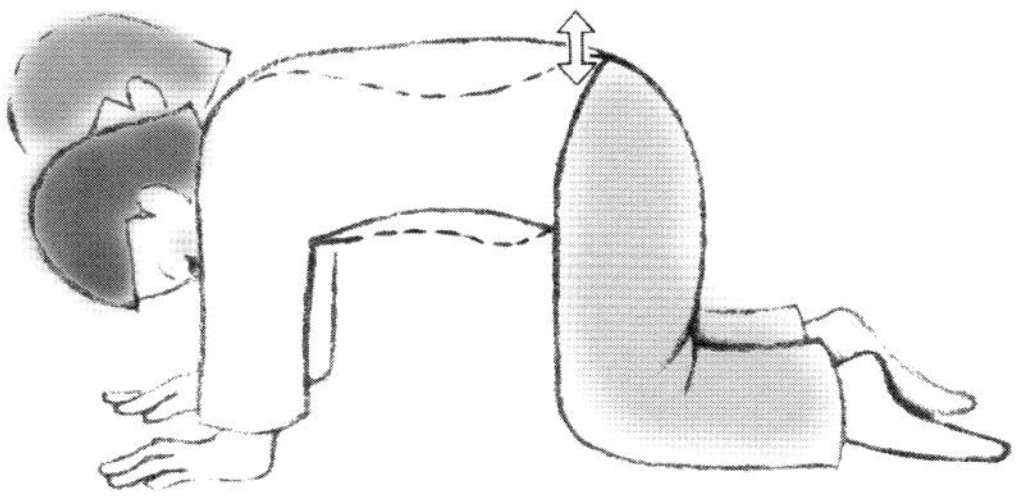

図14　馬の背ゆらし
①四つん這いになり、膝は少し開いて、両腕はまっすぐ床に垂直にする。②頭を上げて、次にストンと落とす。③首がリラックスしていれば、頭を落とすと波状の動きが背中からお尻に伝わる。④次に背下を軽く上下する。⑤垂れている頭が自然に振れてくれば成功。腰の上下運動2回に対して、頭部の上下運動は1回の割合。

✣ 人の身のこなし

人は立つことによって手が自由になり、手を使うことによって脳が発達していった。そして他の動物にはできない複雑な動きもできるようになっていった。

ここで紹介するボディートークの運動は、動物が進化の過程の中で得てきた生命を保つための運動を越えて、人間の心と体をすこやかに、しなやかにするために考えたものである。

③ 自然体運動

犬や猫は、よく《胴ぶるい》をする。伸びをして、大きなアクビをすることもあれば、細やかに尻尾を揺すったりもしている。これらの動きは本能的に行う。体を調節したり、身を守ったりするための動きなので、「自然動」と言える。人間の赤ちゃんも基本的には自然動で生きている。ここでは人間の内に備わっている自然動から出発して考え出されたボディートークの運動について述べよう。

✣「オノズカラ」と「ミズカラ」の原則

「自ら」と書いて「オノズカラ」と読むか「ミズカラ」と読むか。私たち日本人は、前後の関係から判断して、その時々にどちらかを選んでいる。それでも、どちらで読もうかと迷うこともある。日本語を学んでいる外国人にとっては、いい加減に腹の立つややこしさである。しかし、私は「自ら」という文字に出会うたびに、いいなあと感心している。というのは、「オノズカラ」と「ミズカラ」が同居している「自ら」は生命のあり方の本質を表している、と思えるからだ。

私たちの生命は与えられたものだ。自分の意志に関係なく、ある日気づけば、息をしている自分がいた、ということである。生命が「オノズカラ」あるゆえんだ。でも、この生命を放っておくわけにはいかない。食べたり、怒ったり、笑ったり、人それぞれに動きまわっている。「ミズカラ」生きるのが生命のあり方でもあるのだ。

その意味で「オノズカラ」は、「なる（成る）」と言い換えてもいいだろう。それに対して「ミズカラ」は「なす（為す）」と言える。そして人生においては、「なる」と「なす」の境目はなく、しかも両者の働きは、はっきりと区別することができるところに妙味がある。運動で言えば、「オノズカラ」行うのが「自然動」。そして人間が人間として「ミズカラ」行うのが「自然体運動」である。

ちなみに、脳の働きから見ると、「オノズカラ」は、脳幹や間脳などの働きであり、「ミズカラ」は、主に大脳皮質の働きである。

自然体運動のいくつかを紹介しよう。

ペンギン歩き、胴ぶるい、背骨の波送りなどの基本的な自然体運動は『ボディートーク入門』（創元社）、また動画はＤＶＤ『自然体運動』（ボディートーク協会）を参照されたい。

《グーパー運動》

縮む時に「グー」、ゆるめる時に「パー」、規則正しく繰り返されるグーパーの動きは生命の基本的な運動だ。生まれてから死ぬまで動き続ける心臓も《グーパー運動》だ。食物の消化活動だって、口から肛門まで一本の管が縮んだりゆるんだりして、グーパーの蠕動《ぜんどう》運動を次々に繰り返している。呼吸も肺が空気を吸ったり吐いたりして生命を保ってくれている。これらのグーパーは、無意識下でオノズカラ行われる本能的な運動だが、人がミズカラ行うのが自然体運動としての《グーパー運動》だ。

手を握る、手を開く。これは簡単なグーパー運動だが、足指もやってみよう。全身を縮めて、全身を開く。これは生命活動を活性化するための大切な運動だ。入院中でも、救急車で運ばれている最中でも、動くところを動かしてグーパー運動をやって気力を取り戻した、という報告を何人もの人から聞いている。

《ダブル・クリップ》

人は畑仕事をしたり机に向かって書き物をしたりして長時間前かがみになっていると、両手でコブシをつくりグーンと胸をそらしたくなる。この動きは本能的なものだが、この動きをさらに発展させて、開いた両肘を次に「ウワッ」と声を出して閉じる。すると、左右の肩甲骨をくっつけて次に左右の胸筋を縮めるというような動きになるので、「ダブル・クリッ

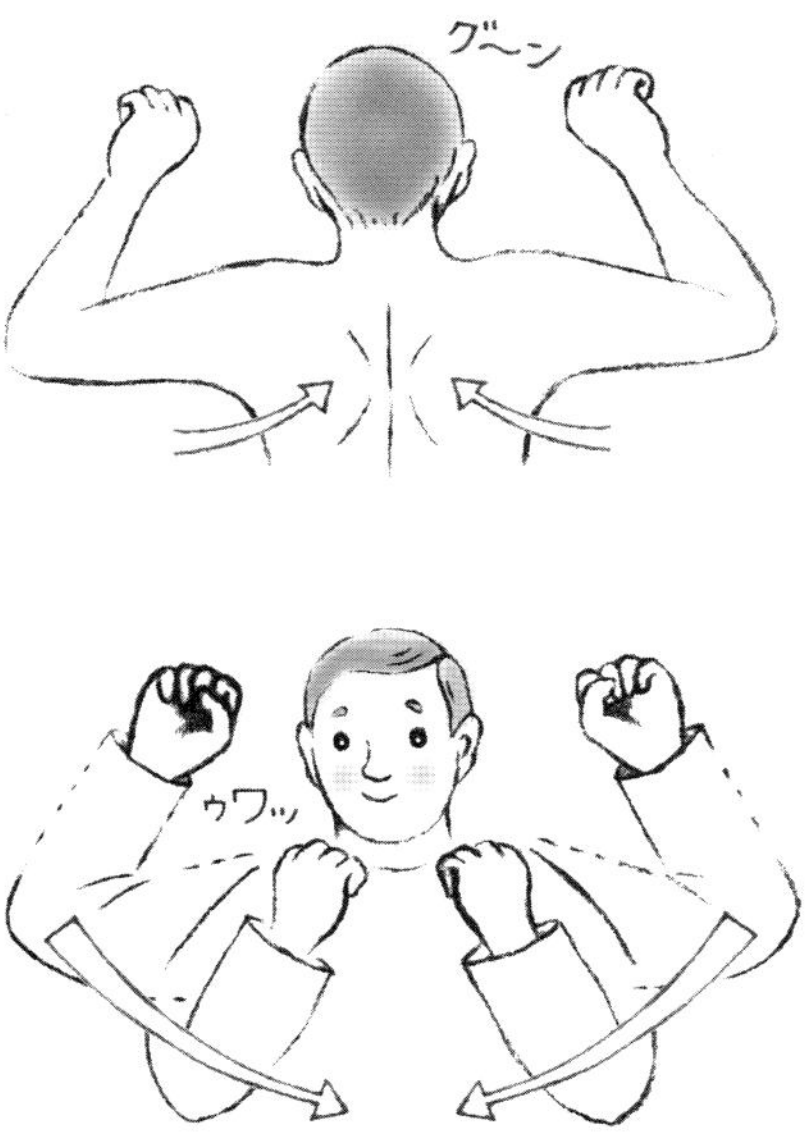

図15 《ダブル・クリップ》
①「グーン」と言いながら胸をそらす(肩甲骨と肩甲骨がくっついて背中でクリップしたように感じる)。
②「ゥワッ」と一気に言いながら胸(大胸筋)を縮める。

プ」と命名した。上体の疲れを一気に解消するのに適した運動である。気分転換に三回ほど行えばいいだろう。

《壁つき足体操》

立った姿勢で運動を行うと、姿勢を保つための起立筋がしっかりと働いている。そこで壁に両手をついて足の運動をすると、起立筋の働きを半減させることができ、足を動かしやすくなる。そこで壁に手をついて行う足の運動を考案した。病気の人や体力の衰えた人にも有効、かつ必要な運動だと思う。決して無理をせず、声を軽く出しながら行うと効果的である。

❶かかとあげ体操

壁に手をついて、足のカカトを交互に上げる。歌を歌いながら一拍ごとにカカトを上げて行おう。

♪歌の例「あんたがたどこさ」
　あんたがたどこさ　肥後さ　肥後どこさ
　熊本さ　熊本どこさ　船場《せんば》さ
　船場山には　狸《たぬき》がおってさ

それを猟師が　鉄砲で撃ってさ
煮てさ　焼いてさ　食ってさ
それを木の葉で　ちょいと隠《かぶ》せ

❷モモあげ体操

壁に手をついて交互にモモを上げ下げする。股関節は対人緊張があると硬くなりがちなので、この運動を行うことで大らかな気分を取り戻すことができる。歌いながら二拍で一足上げ下げする。

♪歌の例「春が来た」
春が来た　春が来た　どこに来た
山に来た　里に来た　野にも来た

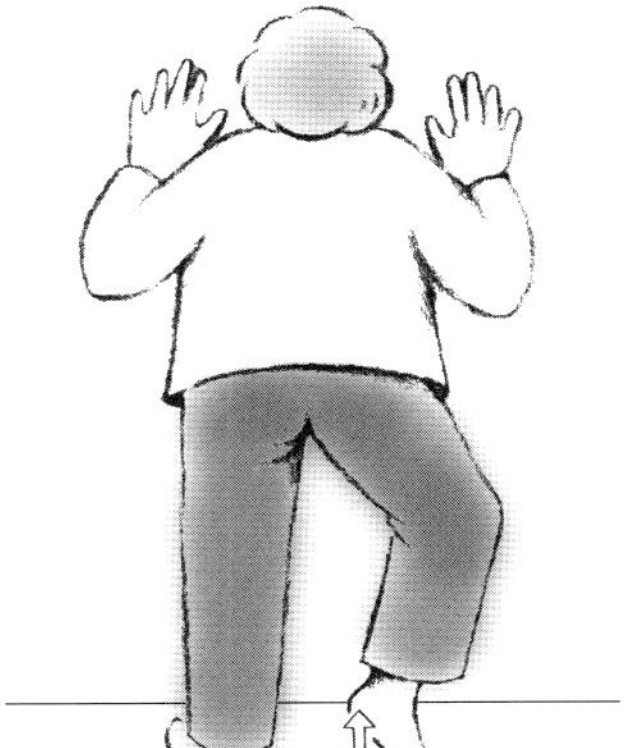

図16　かかとあげ体操
壁に手をついて、足のカカトを左右交互に上げる。歌を歌いながら1拍ごとにカカトを上げる。

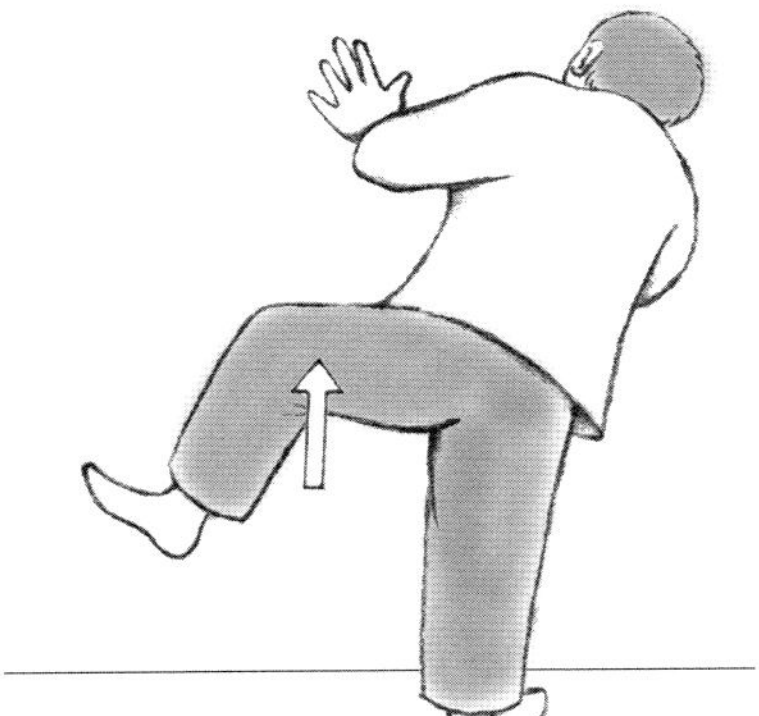

図17　モモあげ体操
壁に手をついて、膝を左右交互に上げ下げする。歌いながら2拍で1足上げ下げする。

❸しゃがみ立ち

壁に手をついて両足を軽く開き、ゆっくりとしゃがむ。そしてゆっくりと立つ。

♪歌の例「海」

海は広いな　大きいな
月がのぼるし　日が沈む
海にお舟を浮かばせて
行ってみたいな　よその国

❹足振り運動

体の側面を壁に向け、片手をつく。壁に近い方の足の膝を軽く曲げて、膝に水平の高さまで上げ、その膝をもう一方の手でうしろへ押しやる。

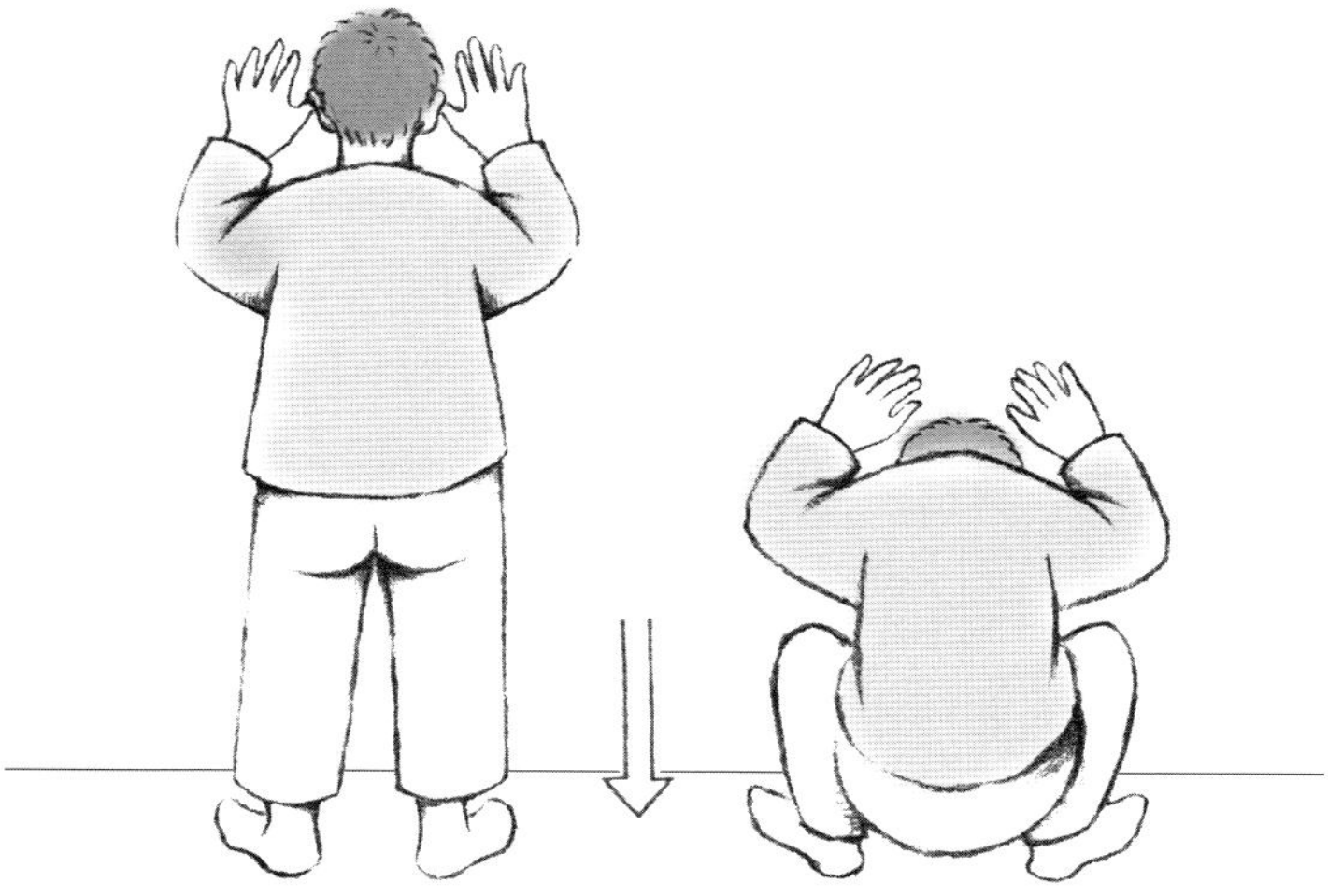

図18　しゃがみ立ち
壁に手をついて両足を軽く開き、ゆっくりしゃがみ、ゆっくり立つ。歌いながら行うとよい。

♪歌の例「鞠と殿さま」

てんてん　てんまり　てん手まり

てんてん　手まりの　手がそれて

どこからどこまで　とんでった

垣根をこえて　屋根こえて

表の　通りへ　とんでった　とん

でった

《ゴキブリ体操》

この命名はゴキブリに対して失礼な話だが、ゴキブリがひっくり返って足をピクピクさせている動きである。しかし四足歩行と真反対の動きなので、手足だけでなく内臓にもいい刺激を与えると考えている。基本的動作として三つの段階がある。

①両手、両足を上に上げる。

←

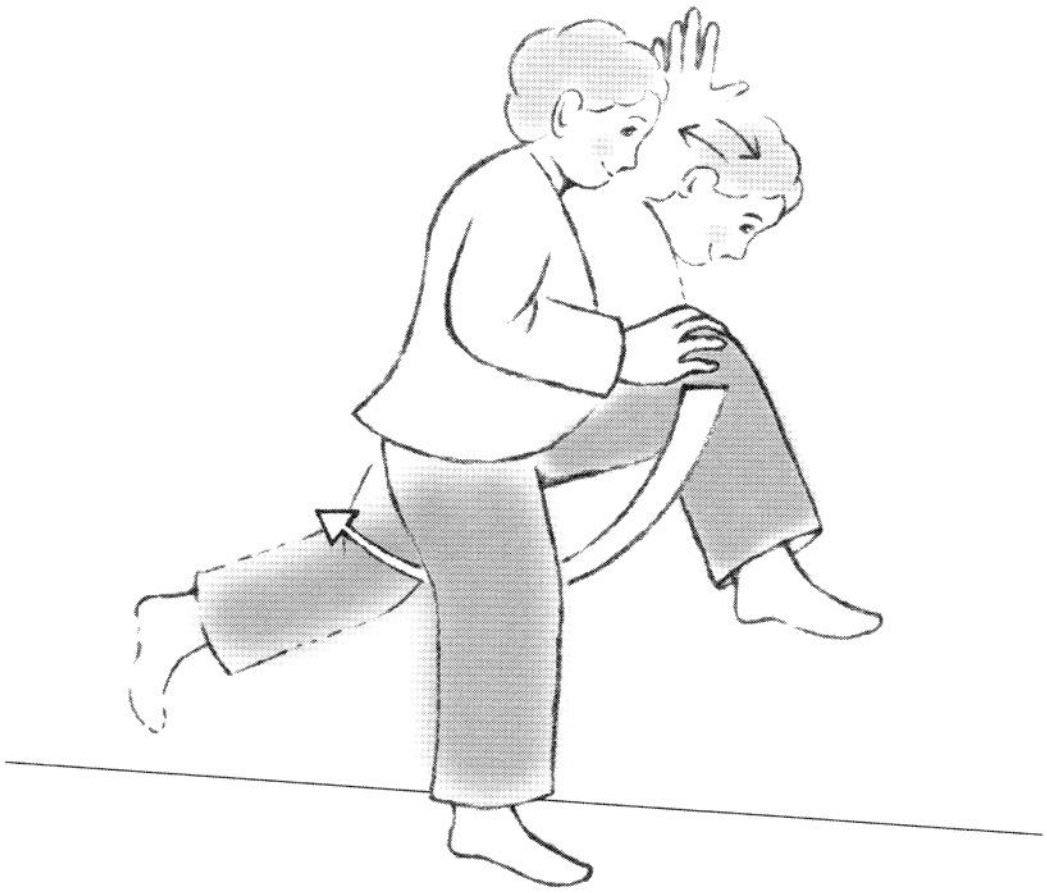

図19　足振り運動

体の側面を壁に向け、片手をつく。壁に近い方の足の膝を軽く曲げて、膝に水平の高さまで上げ、その膝をもう一方の手でうしろへ押しやる。

②両手、両足をブラブラ振る。
↓
③肘と膝をゆるめてゆっくりとおろす。

この運動では、②の段階で「アー」と声を出す。手足の細やかな動きが波となって全身に伝わり、その振動が声の振動とあいまって、内と外から振動を伝えて体の調整をする。そしてもっとも重要なのが③である。「フワァー」と言いながら手足を降ろすが、この時に全身がリラックスしていく感じを味わう。

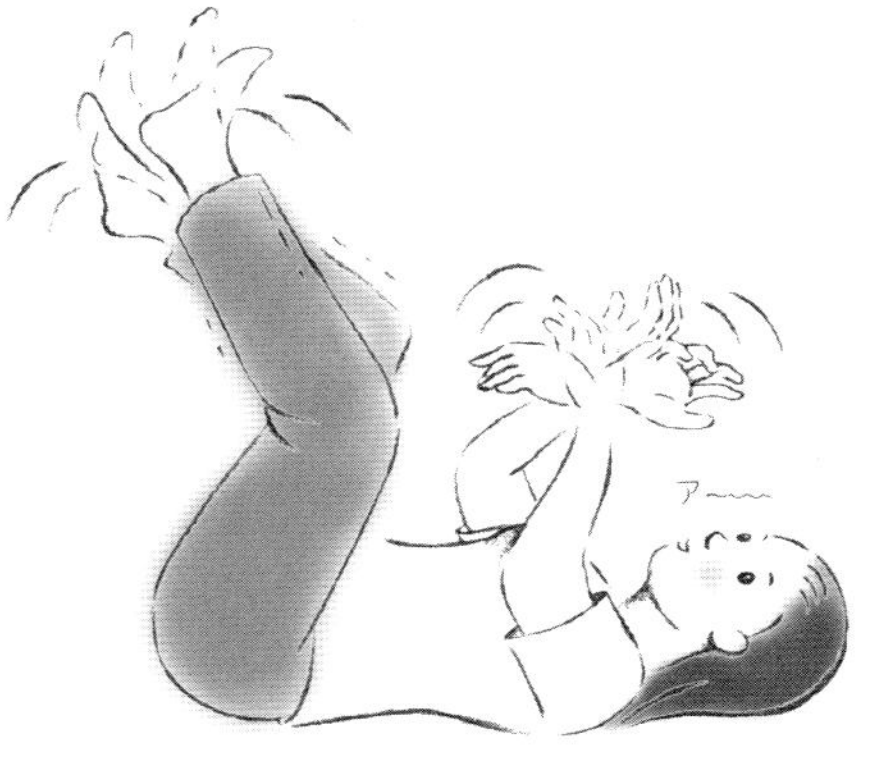

図20　ゴキブリ体操
①両手、両足を上に上げる。②「アー」と声を出しながら両手、両足をブラブラ振る。③「フワァー」と言いながら肘と膝をゆるめてゆっくりとおろす。

④ 生命を守るためのしなやかさ

動物は敵から身を守るために、またエサをとるために、ありったけの力を発揮している。人間社会は動物の生き方よりさらに複雑なので、体も心も、そして頭の働きも臨機応変に自由自在に使えるようにしておかなければならない。そのためのコツを述べよう。

✣ 不意のオープン

両足を少し開いて、一瞬、膝の力を抜き、そのタイミングで上体を前へ倒すと、《一人ガンコほぐし》の運動になる。一瞬にして膝の力を抜くので《不意のオープン》というのだ。普通、前屈する時には、膝を突っ張ったまま上体を前へ倒すので、膝の後ろに痛みを感じる。ボディートークでは膝を緩めて前屈するので、全身がリラックスをして、上体はユラユラ揺れることができる。

古来、日本人は、膝をゆるめて歩いていた。道は凸凹があったり、石が転がったりしているので、スムーズに歩くには膝のクッションで体のゆがみを調節する必要があったからだ。ところが現在の私たちの生活では、道路はほとんどアスファルトになり、平らに作られているので、

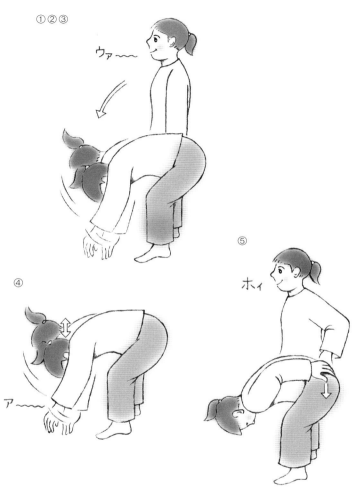

図21　一人ガンコほぐし
①両足を少し開いて立つ。②一瞬、膝の力を抜く。③膝の力を抜いたタイミングで上体を前に倒す。④「アー」と声を出しながら膝の上下動から生まれる波で首をほぐす。⑤腰を自分の手で下方へ押して、そのはずみで立つ。

膝は突っ張っている。そのせいで膝を緩める習慣がほとんどなくなってしまった。膝をゆるめ気味に歩くだけで気持ちも楽になってくる。

《不意のオープン》の効果を発揮する例をあげよう。布団を押し入れにしまうとする。たたんで布団を持ち上げる時が出番だ。上体を倒すのに力は要らない。フッと膝をゆるめて腰を屈める。そして両手は降ろしたままなので、その手で布団を持ち上げると楽なのである。

野口体操の野口三千三氏から教わったことだが、今、休んでいる筋肉が次に働く筋肉であるということだ。つまり、動くために必要な筋肉は直前にリラックスしておくとよい。そこで、いつでもどこでも、瞬時に筋肉をゆるめる方法を開発した。それが《不意のオープン》という原理である。

✣とっさに動く能力

熱いコップに指が触れると、とっさに手を引っ込める。物が上から落ちてくると、思わず飛びのく。目にゴミが入りそうになると、瞬時に目をつぶる。——これらの反応は「反射」と呼ばれている。異常事態を体が察知すると、原則的には脳に伝達され、脳がその対応手段を指令して体を動かすことになっているのだが、その手順では間に合わない時、異常事態近くの骨髄が反応して、直ちに緊急避難の動きを起こす。スネを叩いて足がピョンと上がる「膝蓋腱《しつがいけん》反射」

は、反射の代表的な例である。反射は、本能的な動きで行われるが、同じような動きを意識をもって行うことも可能だ。

たとえば、一〇〇メートル走で「ヨーイ、ドン」の合図が他からの刺激で、その合図をキッカケに足を蹴って飛び出すような動きである。したがって、葛藤の中で「瞬時にミズカラ動くこと」を、私は《反射的動》と名づけた。《反射的動》は危険の察知によって行われるのではない。安全の中で、他からの刺激を認識して、その刺激をキッカケにして直ちに動くのだ。だから意識の中では「刺激が来れば、間髪いれずに動くぞ」という心構えを持って反応する。

ボディートークのパフォーマンスに《電気ショック》というプログラムがある。一人の人が相手の人の体の一部にちょっと触れる。軽い接触だから、別段、反応するような刺激ではない。だが、この刺激に対して、ミズカラ「ワッ」とか「キャッ」とか叫んで全身で飛び上がる。そのパフォーマンスを数回続ける。この動きは自発的に、自分の体の中からわき起こる。このような動きは体を調整し、声を出すことで息を整え、また弾ませる働きがある。《反射的動》は、数秒間で元気を取り戻す、楽しい健康体操とも言えるだろう。

《電気ショック》の実習をしている時、ある保育士さんが、こんな話をしてくれた。若い保育士さんが、子どもを数人連れて外へ散歩に出かけた。一人の男の子が突然よろけて、溝にはまりそうになった。若い保育士さんの目に入ったのだが、手を出そうとしたが体が硬直して動かない。頭はパニックで、真っ白になってしまったそうだ。この時、数メートル離れて、やはり子どもを引率していたベテランの保育士さんが気づいて、「アブナイ！」と叫ぶなり、駆け寄って男の子を抱きとめた。ベテランの保育士さんは、なぜすぐに必要な動きができたのだろうか。

危険を察知してミズカラ声を出すと、頭の抑制が解除されて、すぐに体を動かすことができるのだ。日ごろから《反射的動》の体験をすることで、「声の道」や「動きの道」をつけておくことは、とても大切なことだと思う。反射的動をさらにレベルアップすると、《一瞬動》になる。

《反射的動》は他からの刺激に対して反応するものだが、《一瞬動》は、キッカケもミズカラ作る。「ここぞ」と意を決した瞬間、ノータイムで必要な動きを出すのだ。あまりに素早く、あまりに適確な動きなので、《一瞬動》と命名した。このような動きは単にスポーツ競技のためだけでなく、日ごろから身につけていたい生命を守るための大切な動きなのである。

✣ カルタ取りの素早さ

お正月のカルタ取りは、日本独特の楽しい遊びである。その中で最たるものは、百人一首だろう。このカルタ取りも「坊主めくり」ならともかく、本格的な競技ともなると、上の句、下の句すべてを頭に入れておかねばならない。そして作法どおりに行うことが要求される。

私の父は、京都の下町で育った。それで戦前はいたるところで百人一首の大会があったから、札にかける情熱も並々ならぬものがあった。父のカルタ好きは、そのような環境で培われたのだろう。おかげで私たち、姉、私、弟の三人は幼いころからカルタ取りの作法を仕込まれた。遊びではない。トレーニングだ。その作法を紹介しよう。

正座をして下の句の札を三枚、目の前に並べる。それぞれの札の上の句を覚える。意味は習わなかった。たとえば、読み手が「天つ風……」と声を発すると、すぐさま「をとめの姿……」の札をとる。手をパタッと乗せるのではない。中指の先で、札を下から素早く弾き飛ばすのだ。どうして中指で？　それは五本の指の中で、中指がもっとも長いからである。

最初のトレーニングは、三枚の中からどれか一枚の上の句を、父親が読む。そんなことを練習して、お正月がやってくる。親戚の人たちが集まって、大人たちの中で百人一首大会が始まる。それで練習をした三枚の札の位置を確かめておいて、ひたすら上の句が読まれるのに集中する。幼い三人は、それぞれの三枚の札をしっかりと覚えているから、それこそ目にも止まらぬ早業でとる。大人はビックリして目を丸くしている。その唖然とした顔つきがおもしろくて、百人一首にのめりこんでしまった。私たち三人は練習の札を次々と増やしていって、やがて百枚全部、覚えてしまった。みごとにカルタ好きになった。

札がたくさん並んでいるうちは、取ったり取られたりだ。しかし、あと一〇枚ともなると、頭はクルクル回る。すべての札の上の句の出だしを何べんも頭に入れて、鋭く研ぎ澄まされた頭の働きと運動神経で札を取る早業は、オリンピックの競技にも似て、それこそ○・○一秒の差というところだろうか。だからスピードスケートの順位が、見た目には同時なのに明快に振り分けられることを、私はカルタ競技の感覚から理解することができる。

✣ パフォーマンス《おむすびパッ》

ボディートークのプログラムにも、このような運動神経の素早さを育むものがある。それは、カルタ競技のような勝負の世界ではなく、積極的に心と心を合わせる内容だ。それが題して《おむすびパッ》。私の自慢のパフォーマンスのひとつである。《おむすびパッ》は、ボディートークの代表的なプログラムだ。向かい合った二人が、どちらが合図するでもなく、突然、両手を胸の前へ広げて「パッ」と全身で声を出す。この二人の声が、千分の一秒の差もなく、同時に発せられると《おむすびパッ》になる。

なぜこんなことが可能になるのかと言うと、実は、お互いに相手の息の高まりを感じることができるからである。それで相手が「パッ！」と叫ぶ瞬間を予知して、ミズカラ積極的に「パッ」と発声すると、二人の声はピタッと合うのだ。一方が他方に合わせようと考えると、必ず少しズレが生じる。お互いがお互いの息の高まりを作り合って、しかも、その頂点を逃がさず積極的に行動を起こすのだ。この《おむすびパッ》は、体の内部をやわらかく保ったまま、表面をピシッと引き締める効果を、一瞬にしてつくる。だから、気力や決断力を養う絶好のパフォーマンスなのである。

日本の国技である相撲にも、この原理は取り入れられている。それは、立ち合いである。勝負の開始は何の合図もなく、力士同士で開始の一瞬を作るのだ。両者が見合って手をついて互いに気迫の高まりが頂点になった瞬間、千分の一秒のズレもなくぶつかり合う。この一瞬のタイミングで勝負を開始するのは、世界広しといえども相撲だけではないだろうか。心・体・頭の働きを両者が見事に一致させて勝負を始めるきっかけにすることは、競技を超えて文化の領域に迫っていると思う。

✣ パニック時には《胴ぶるい》

シマウマやシカなどの動物は、一日に数回、ライオンに襲われそうになっても、その後また平気でムシャムシャと草を食べ始める。どうしてそんなことができるのか？　それは、襲われそうになった時の緊張を瞬時に《胴ぶるい》をすることで、解消しているからだ。そして、人間もまた、パニック時に《胴ぶるい》をすることで、冷静に行動する力を回復する。

ある地方で歌のコンサートを開いた時のこと。夜の本番を控えて、お昼過ぎにホールに着いた。受付の準備、照明やマイク、音楽会用の反響板などの準備を整えて、さあリハーサルという段になった。ホールの担当者に「それではピアノを出してください」とお願いすると、担当者はにこやかに「当ホールにはピアノはございません」との返事。

一瞬、耳を疑った。私は全国で数多くのリサイタルをしてきたが、ピアノのないホールなんてお目にかかったことがない。ましてステージの天井に立派な反響板を備え付けているのだから、ピアノは初めからあるものだと思い込んでいた。頭の中は真っ白。いわゆるパニック状態である。しかし、「そんなばかな……」と考えているかぎり、事態は解決しない。「ないものはない」と認めなくては先へ進まない。とにかく、すぐにピアノを手配しなくては本番に間に合わない。時間との勝負だ。文句を言っているヒマはない。

「パニック時には、まず《胴ぶるい》」――これがボディートークの知恵だ。血が頭に上り、心臓の鼓動が激しくて、足が地に着かない状態では判断能力を発揮することができない。それで全身を揺すり、声を出して、息を降ろす。その間五秒。胴を揺することによって横隔膜が下がる。すると息が深くなって脳への血流もよくなる。頭が考える力を復活することで、対応策がひらめき、心が楽になる。それで肚をくくって、ピアノをどこからか借りてくる算段をした。

ホールでは取引先はないとのこと。すぐさま電話に走った。ピアノ運送業の欄を調べた。というのは、楽器店にはピアノはあるが、運送がすぐにできるかどうかが問題になる。電話をすると、幸いOKだ。次に楽器店に電話をすると、「ピアノはあるけれど、急には運送屋さんの手配ができるかどうか」と不安な声。そのころには私の息は軽く弾んでいるので、明るく落ち着いた声で、「もう待機してもらっているから、すぐに準備してください」とお願いした。こうして二時間後にピアノが到着し、リハーサルを一時間した後、調律をしてもらって、開演時間を一〇分遅らせ、何とか間に合った。本番は何事もなかったようにスムーズに進んだ。

予想外の出来事にも大騒ぎしないで、このような対処ができたのも、日ごろから心と体の問題に関心を持ち、息のあり方を中心に事態を整理して捉えているからだと、われながらボディートークの知恵に感心した。

以上、自然体運動やしなやかな身のこなしについて述べてきたが、いずれの動きも必ず声を伴うことが大切だと私は考えている。そこで次の章で息および声について述べよう。

第四章　生命の中心となる息と声

私はタクシーに乗る時、必ず運転手さんに「お願いします」と声をかける。実は運転手さんの声と息を知りたいからだ。乗せてもらうからには、私の命もかかっている。明るく穏やかな声で「ご乗車ありがとうございます。どちらまで?」と返ってくれば安心して乗り込むことができるし、ムスッと無愛想な人だと、「大丈夫かな?」と用心するし、乱暴な声だと、すぐさま「あっ、忘れ物をしました。すみません、取ってきます」と言って、乗車しないことにしている。その人の息、一声で対応は決まるのだ。

赤ちゃんの泣き声にも興味はつきない。新幹線の中でも赤ちゃんの泣き声がすると、その声の調子から、眠いのか、オッパイがほしいのか、オムツを替えてほしいのか、体を立ててほしいのかなどを判断して、さりげなく様子を見に行ったりもする。もちろん、赤ちゃんの母親には、私の判断を伝えたりはしない。「変なおじさんが、いらぬおせっかいをしている」と、思われたくないからだ。

この章ではさまざまな息のあり方や感情とのつながり、また行動を起こす土台となる息や声について述べよう。

①　息の仕方は生き方

✣《内息》と《外息》

性格は外向的な人と内向的な人とに分けられるが、ボディートークではその二つの性格は、息の仕方の分類であると考えている。前者が《外息》、後者は《内息》というわけだ。《外息》とは外向きの息、《内息》とは内向きの息である。

遠くを指して「オーイ」と呼びかけてみよう。この息は気道を詰めないで、スポンと外へ出ていく。今度は自分の胸を指して「オーイ」と呼びかけてみよう。《外息》とは違って、少し声は低くなり、気道は少し締め気味になって、おとなしい印象を受けがちになる。

《外息》の人は、頭にヒラめいたことをすぐに声にする。《内息》の人は、一度頭の中で考えてから口にするので慎重であり、ボソボソとしゃべりがちである。幼児は好奇心がいっぱいで、思ったことを素直に外へ出し、《外息》であることが多いので、あたりかまわず大きな声を出す。三歳の女の子が駅の大きなステンドグラスを見上げて、「ママ、見て見て、キレイ！」とはしゃぎながら走り回った。いっしょにいた小学生のお兄ちゃんとお姉ちゃんはまわりに迷惑になってはいけないと捕まえた。お兄ちゃんとお姉ちゃんは《内息》が強くなっていて自制心が働くので、人前ではしゃぐ妹が許せなかったのだろう。

そう言えば、小学一年生の教室などでは、先生が質問すると、たくさんの子どももいるが「ハイ！ハイ！ ハイ！」と賑やかに叫んで手を挙げる。答えがわかって手を挙げる子どももいるが、ただ一斉に声を出したくて叫んでいる子どもも多い。そういう子どもに当てると、すまして「わかりません」と明るく答える。大人であっても《外息》の人は、気軽に返事をする。たとえば「来週、どこそこに行こう」と誘われると、「ＯＫ！」とすぐさま返事が返ってくる。ところがその後、簡単に約束を忘れることもあるし、変更することにも気兼ねがない。《内息》の人は返事をする時、一度考えてから答えるので、約束はきっちり覚えている。そういう人を裏切ると、そのちのち尾を引くことになる。《内息》と《外息》と、どちらがいいかは一概には言えない。それぞれのよさを理解し、日常の中で適切に対応すればいいのだ。

小学二年のA君は元気な男の子だ。二つ年下の妹を可愛がるやさしいお兄ちゃんでもある。ところがある日から突然、無口になって妹を蹴るようになった。お母さんとしてはビックリだ。そのたびに叱っていたのだが、妹いじめは止みそうにない。原因がわからず、途方に暮れて、プライベートレッスンにやって来た。

A君の背中に触れると、胸椎3番を中心に肩身を詰め、胸椎8番に苛立ちがあり、仙骨におびえがある、という状態だった。これは恐い目に遭ったという特徴だ。A君に尋ねてみると、道でサングラスをかけた恐いオジサンに「こっちに来い」と呼び止められたそうだ。慌てて逃げて、「子ども一一〇番」とステッカーの貼ってある家に飛び込んで、難を逃れたとのこと。その時から息を詰めている。妹のはしゃぐ声にますます息が詰まり、乱暴するようになったのだ。

これはA君の息と妹の息との葛藤である。A君の息は、おびえのために極端な《内息》になっている。それに対して妹は、楽しくはしゃぐ息。すなわち、《外息》になっている。《外息》は、まわりの人の息を外へ引っ張り出そうとする働きがあるので、内へ引きこもろうとしているA君は、妹の息に無理やり引っ張られて苛立つのだ。そこで、A君は妹をいじめる。何のために？　妹が泣いてくれるようにだ。泣くと、妹の息は自分と同じ《内息》になるので、A君としてはホッとする。

事情がわかり体ほぐしをすると、息もやさしくなって、帰宅してからは明るくおしゃべりをするA君に戻った。

✣《暖息》と《冷息》

手が冷たくなると人は両手でお椀の形を作って「ハァ〜」と息を吹きかけてあたためる。それとは逆に、熱いものに触れると、「フー」と息を吹きかけて冷ます。同じ息ひとつで暖めることもでき、冷ますこともできるのだ。でも「ハァ〜」と言いながら冷ますことはできない。「フー」と言いながら暖めることもできない。「ハァ〜」は気道を広げて息をゆっくりと吐くので、気道の熱を集めて、それが外へ出るのだ。だから手は暖まる。「フー」という時は気道を収縮させて、なるべく熱を集めないようにして素早く息を出すので、手を冷ますことができる。

人は基本的に《暖息》で生きている人と《冷息》で生きている人がある。《暖息》の人は喜びを感じることが多く、人に優しく接することができる。《冷息》の人は物事に批判的であったり、悲観的であったり、不満を持ちがちである。《暖息》と《冷息》もどちらがいいとは言えないが、両方の息をうまく使い分けられるようにしたいものである。私は喜怒哀楽の感情は、これらの息の組み合わせであることを発見した。

✣ 喜怒哀楽の息

①《喜息》……夕焼けを見て「ウワァー、きれい！」、と声を挙げたり、物事が成功して「ヤ

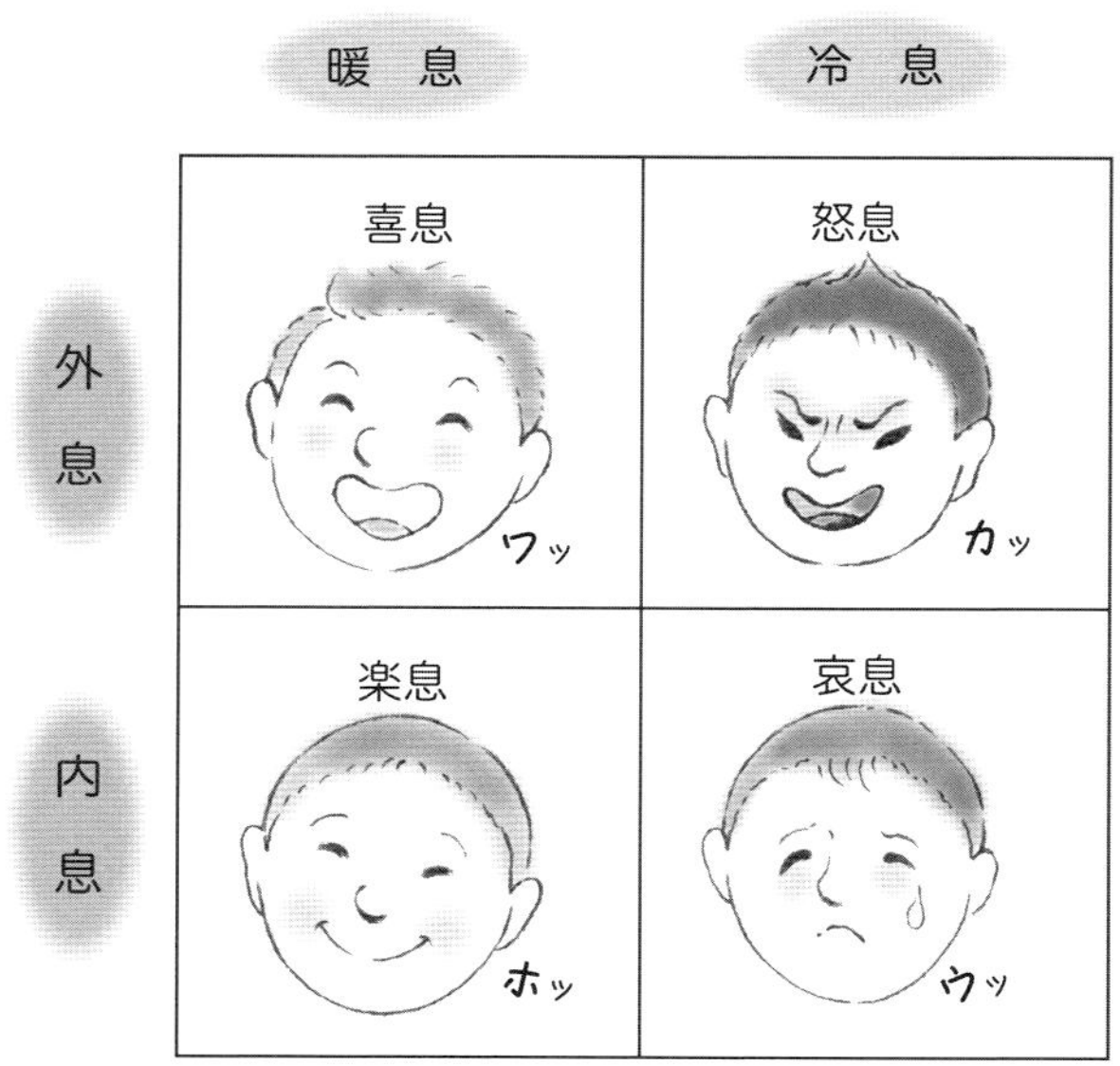

図22　喜怒哀楽の息

ッタァー！」と思わず叫んだりする時の息が代表的な《喜息》である。これは外に向かって躊躇なく声を出すので《外息》と言えるし、また息が弾んで熱い息になっている。

②《怒息》……禅宗のお経に「カッ！」と引導を渡す声がある。これは怒息の典型的な例である。死者に対して「あなたの世界は彼岸だからもうこの世に帰って来てはいけませんよ」とケジメをつけているのである。この一喝は、生きている人の心に引導を渡すためでもある。しっかりと《外息》にし、純粋に《冷息》の声にしなければならない。

③《哀息》……悲しみの感情は内

へこもる。「ウッ」と息を詰めて声を絞る。《内息》にして冷たい息である。

④《楽息》……あまり自己アピールをしないで、いつもニコニコしている人がいる。こういう人は楽息が基本である。息を穏やかにして、あたたかく《内息》にすると、どんな人でもリラックスすることができる。

赤ちゃんがぐっすり眠る前には、たっぷりあたたかく穏やかな息に包む必要がある。その息の代表が子守唄である。子守唄を歌う時は、両手でお椀の形をつくって《暖息》をつくり、その湯気のような息で赤ちゃんを包むのだ。ところがお母さんがイライラして「早く寝なさい！」と叱ったりしていると、息は《冷息》になり赤ちゃんの脳は休まらない。まして眠っている赤ちゃんの横で夫婦げんかなど、もっての外と言えよう。子守唄は赤ちゃんだけのものではない。子どもにも、大人にも、おじいちゃん、おばあちゃんのためにも、そして自分のためにも、眠る前にあたたかく穏やかな息で歌いたいものである。

✣《ほっこり3》――息の詰まりを取り、楽息になれる簡単な体操

現在はパソコンの時代である。しかしパソコンで仕事をしていると、知らず知らずに息を詰めて、長時間やり続けてしまう。ましてパソコンは光る画面を見続けるので、眼の疲労も著しい。ボディートーク的に言うと、考えごとのシコリは頸椎1番に、眼の疲れはその横の後頭部

の下のクボミに、思考をあれこれ巡らせるシコリは頸椎2番に、そして頭を支えるための筋緊張は首全体をシコらせる。さらには「肩の荷」が重くなって、胸椎1・2番を中心に肩を硬直させ、仕事を集中して持続するために息を詰める等々、現在の日本の社会は、とくに上半身の問題が多いのだ。

そこで考案したのが、これらの悩みを一気に解決する新しいリフレッシュ体操である。名づけて「ほっこり3」。「ほっこり」は京言葉で、疲れた時にゆったりすることを「ほっこりしますね」というように使う。そこで疲れた時に、最低限の運動で、しかもたった一五秒で疲れのとれる方法をプログラミングした。

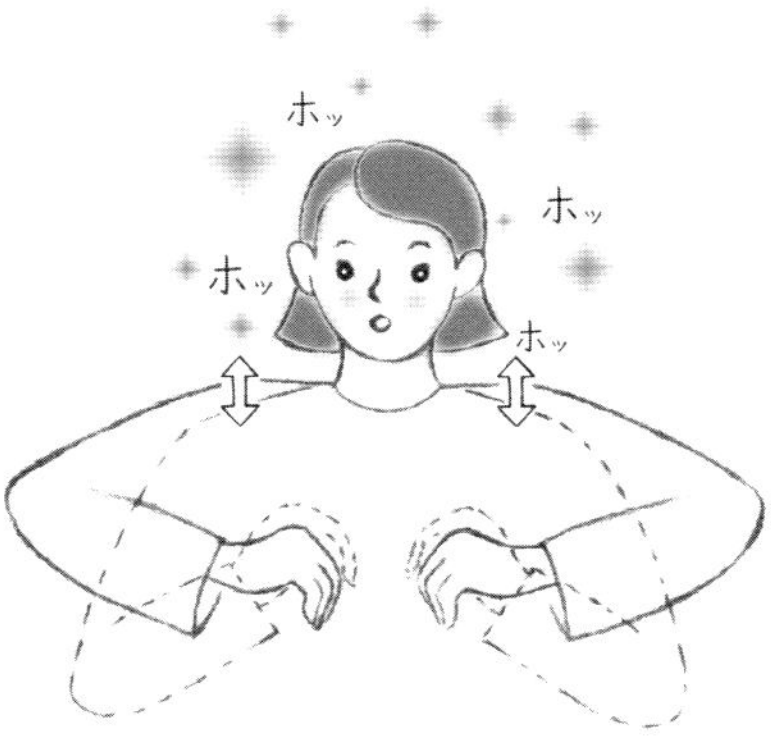

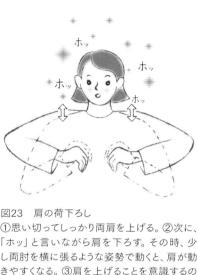

図23　肩の荷下ろし
①思い切ってしっかり両肩を上げる。②次に、「ホッ」と言いながら肩を下ろす。その時、少し両肘を横に張るような姿勢で動くと、肩が動きやすくなる。③肩を上げることを意識するのではなく、「肩を下ろす」「肩の荷を降ろす」というイメージで、「ホッ、ホッ、ホッ、ホッ」と気楽に肩を上下に動かす。

❶ 肩の上げ下げ

仕事疲れなどで肩にコリを感じると、私たちは思わず肩を上げたり下ろしたりして、筋肉の痛みを取ろうとする。この動きは本能的なものだが、ボディートークの自然体運動では、より積極的に効果が上がるように工夫している。《ほっこり3》の上下動は図23のように行うが、まず「上げる」という意識は持たずに、「下げる」ことに意識を集中して行う。「上げる」イメージは筋緊張を生む。反対に「下げる」というイメージは、リラックスを促す。さらに「ホッホッ……」と声を出すことが大切である。発声することによって、筋肉の内部にやわらかな微振動が起こり、筋肉を緩めると同時に、息が下りることで呼吸が深くなり、新陳代謝がよくなるからだ。所要時間は、ほぼ五秒間。肩の上下動をさらにダイナミックにするには、両肘を張って、張った肘を両脇に当ててみよう。肩が上がると胸郭が広がって肺に息が入る。肩を下ろすと胸郭が狭くなって、肺から息が出ていく。この呼吸法が胸式呼吸である。

❷《胴ぶるい》

寒い時、私たちは両手をこすり合わせる。こすり合わせると、摩擦熱が発生し、また血管の流れがよくなるので、手が暖かくなるのだ。でも、手だけではもったいない。体ぐるみ暖かくなるのが《胴ぶるい》である。

体の中に引力の軸が通っているとイメージして、その軸を中心に胴をプルプルと揺すってみよう。その動きをすばやく行えば、《胴ぶるい》になる。声は「アー」だ。「ホッ」などの「お」

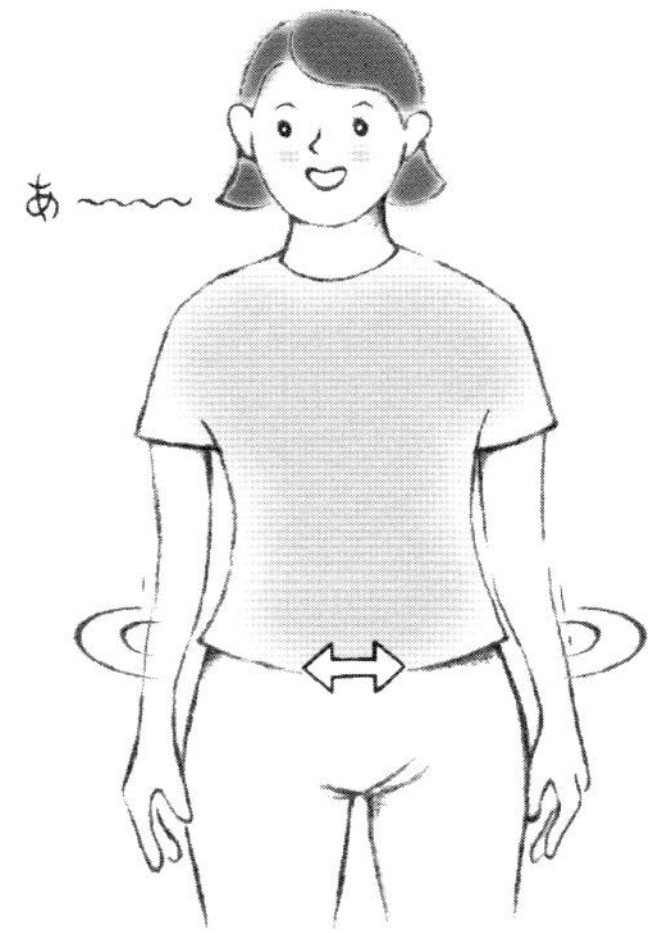

図24　胴ぶるい
①両腕は自然にぶら下げる。②寒い時、恐い時に震えるような要領で、ゆっくり「ア〜」と軽く発声をしながら、体の中を揺する。③いやな気持ちを押し込めている人は、「イヤ！　イヤ！　イヤ！」と思いきって感情を外に出すようなイメージで、「ア〜」と発声をしながら体を震わせる。

の響きは、息をまとめて深く下ろす働きがある。「あ」は全身から響きを外へ発散する働きである。だから《胴ぶるい》は体の内部のシコリやユガミに細やかな揺れを起こして筋肉を和らげ、血液や神経の流れをスムーズにする方法なのである。

横隔膜は人体の胸部と腹部を分ける膜であるが、その膜が上がると息が肺から出ていき、下がると肺に息が入る。この呼吸を腹式呼吸という。ちなみに、横腹に両手を当てて上下に揺すってみる。すると脇の筋肉が和らいで、横隔膜が動きやすくなる。でもなぜ脇が硬くなるのか。それは他への警戒心からである。脇を固めている人は「警戒していますね」と言えば、たいていは当たり。張った両肘を交互に上下すると、さらに大きな動き方になるだろう。所要時間は、ほぼ五秒。

❸首まわし

首は重い頭を支えている。人間は上体を立てているから、首の筋肉はそれだけでも重労働だ。それが机に向かったり、パソコンを操作したりするために頭を前傾させるので、首の筋肉はしっかりと固まってしまう。そうすると血管も神経も硬くなるから、脳梗塞を発症しやすくなる。時々首を回そう。しかし、口をつむんで黙って運動しても、首はあまりほぐれない。声を出すことが大切なのだ。「ウワァー」と気楽に言いながら、同じ方向へゆっくり、数回続けてまわす。それを右まわり、左まわりとやってみる。首を時々回すだけで頭の中がスッキリするのだから、こんなに簡単な健康運動はないだろう。所要時間は、ほぼ五秒。

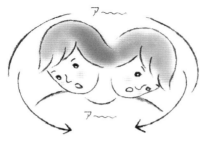

図25　首まわし
あくびをする時のように、リラックスした気持ちで「ア〜」と声を出しながら、首をゆっくり回す。反対方向にも回す。

以上述べた三つの運動の所要時間は、足して一五秒。一日に一〇回ほどやっても、合計で一五〇秒。すなわち、二分三〇秒。本当に最小限の運動であるが、現代人の生活に大きく役立つリフレッシュ体操だと思っている。

②生命を守る声

✣ 生命を守る声の力

動物はそれぞれ必要な時に必要な声を出している。声は仲間同士で情報を交換したり、交流を深めたり、あるいは敵を威嚇したりするために発する。人間は複雑な言葉を駆使して文明を築いてきたが、元々動物としての声を持っている。その声は本来、他の動物と同じように生命を守るための大切なものである。声は力を持っている。声は生命を守るためにも必要なのだ。代表的な「生命を守るための声」について述べよう。

❶危機に直面した時に発する声

たとえば、石につまづいて転ぶ時、人は思わず「ウワァッ」と言うだろう。この時、声を出さなかったらどうなるだろうか。実はケガがより大きくなるのだ。というのは、黙ってこけると、筋肉の緊張がアンバランスになり、余分なところに力が入るため、被害が大きくなるのだ。それに対して、瞬間に「ウワアッ」と言うと、筋肉の余分な強張りが取れて、効率よく転ぶことができる。声を発することによって、筋肉は均質に力を分散させるのである。

ハンマー投げの競技をご存じだろうか。ワイヤーの先にくくりつけた鉄の円盤を振り回して、選手は全力で五、六回回転する。そしてワイヤーの手を離す時、どこの国の人でも「ウォー」と叫ぶ。叫ばなかったらどうなるのか。体の部分部分に異常な緊張が走って、血管が破裂したり、筋肉の筋が切れたりするのである。「実証例がありますか？」と質問する人がいるが、気になるようだったら自分でやってみればいい。この叫びは身を守るための本能的な声なので、無理して声を抑えるとどうなることか……。

ちなみに転ぶ時は「ア」の響きである。この音は、エネルギーを全身に分散させる働きをする。また転ぶのを踏みとどまれそうな時は、「オットットットッ」と言いながら体勢を整えようとする。この声は「オ」を核としていて、息を足下に降ろして安定する体勢を整えようとする働きがあるからだ。

❷危機を脱するために発する声

代表は「アクビ」である。アクビと聞くと、たいていの人は息を吐く行為だと思っている。ところが、実際にアクビをしてみると、まずゆっくりと息を吸いながら、肋骨を上方に広げていることがわかる。これは胸部と腹部に精いっぱい息を溜め、「アー」と穏やかな声でゆっくりと息を発する行為なのだ。

　息を精いっぱい吸い込むことで、脳に酸素を送る。脳の指令によって私たちは行動をするから、脳に酸素が少なくなると、頭はパニックを起こす。退屈な話を長い間聞いたり、眠くなってくると「アクビ」をして酸素を確保しようとするのだ。「溜息をつく」というのも、息の苦しさを解放する行為である。悩みごとを募らせると、息はどんどん浅くなる。無意識の中で息苦しくなるので、人は思わず息を思いきり吐き、呼吸が正常に戻る。けれどもすぐにまた悩みごとに捕われるので、たちまち息は浅くなり、再び溜息をつくことになるのだ。ちなみに、溜息は楽に息をしている人の近くに行くとつきやすい。それで仕事の悩みを抱えている夫は、家で料理をしたり、読書している妻の背後にわざわざ近づいて、溜息をつくのである。

❸産道に力を集中させるために――出産時の産婦の声

　赤ちゃんが産道を通る時、産婦は全身の力を込めて胎児を押し出さなければならない。この事態に多くの医師や看護師は、「声を出してはいけません！　声を出すと力がまとまらないから」と助言することが多い。でも声について、もう一歩、深く考えなければならないと思う。「たすけてー！」とか「イターイッ！」とか叫ぶと、その声はボディートークでいう《外息》になる。そうすると声は外へ逃げてしまって、体の中に力がたまらない。大切なのは《内息》

だ。「ウーッ」と息をこらえて体に力を充満させ、その全身の力を産道に集中させ、一気に胎児を押し出す。産婦さんは、この声を出産前から練習しておく必要があるだろう。それこそ胎児と産婦の生命を守る声の力と言えよう。

このように、声には、

①体の緊張を和らげる
②全身の筋肉のバランスをとる
③全身に力をためる

という働きがある。

✣ 炎天下の車に乗り込む時は

炎天下に車を置いて数時間後に戻ってみると、ドアの取っ手に触れるだけで熱い。まして車内は蒸し風呂もいいところ。しっかりと我慢をして、すぐさまクーラーにスイッチを入れるという人が多いのではないだろうか。

少しでも涼しくする工夫を、ボディートークで考えてみた。暑い車内に入る直前に、短く鋭く「ワッ！」と発声して、すばやくシートに滑り込むのだ。冗談みたいな仕草だが、実際にやってみると、あまり暑さを感じなくなる。

理屈はこうだ。外の熱気で肌の毛穴は全開している。脳から出ている神経もダラーッとして緩んでいる。そこへミズカラ声を出して気合を入れると、一瞬、肌が引き締まるのだ。すなわち毛穴を閉じることで、外気の侵入を防ぐことができる。また積極的に素早く身をこなすから、交感神経の働きが活発になり、体内の設定温度をいくらか高めるのだ。設定温度が高くなると、その分、外気の温度を低く感じるわけだから、車内の暑さが気にならない、というわけなのである。ただし、この効果は数秒のことなので、車の窓を全開にして走り出しながら風を入れ替えるといいだろう。

クーラーに頼りたくなるのも無理からぬところだが、素朴に自然に、私たちの頭や体を使って楽しい工夫をし、それを生活の中でいっぱい活用したい。

✣ 非常時こそ声が大切

事件は銀行前で起きた。ある女性経営者の体験である。銀行の用事を済ませて、路上に停めてある車に戻り、エンジンをかけ、ギアを入れ、発進しようとした時、突然、ドアが開いた。男が「オイ、金を出せ！」と、包丁を突きつけてきた。刃渡り二五センチくらいの刺身包丁である。思わず「キャーッ！」と声を上げた。

まるで悪夢を見ているような中で脳裏をかすめたのは、「私の運命は何なの？　私の一生はこんなところで終わるの？　ノー！　こんな時に死ぬはずがない。死にたくない」ということだった。胸を刺されたら命はない。腹をくくった瞬間に、彼女の左手は無意識に動いて、刃先をしっかりと握っていた。激しく揉み合いながら、男の気弱さをかすかに感じたそうだ。それでも、何をされるかわからない。

その時、不意に車がスルスルと前進し始めた。そして駐車していた前の車にぶつかって止まった。同時にドアも閉まった。男はあきらめて、逃げ去った。もがいている最中にブレーキから足が離れての成り行きだったが、まるで車が生きているかのように感じられたそうだ。車をバックして、ロックをかけて、一息ついたら、一気に気が緩んで泣けてきた。幸いなことに、手のけがは指の付け根のかすり傷で済んだ。

周囲の人は「何をしているのだろう？」と遠巻きに見ているだけだった。男が逃げて、彼女が大声で「警察を呼んでください」と助けを求めて、やっと人は駆け寄ってくれた。「どうしたの？　大丈夫？」と、まだ興奮している彼女の肩をたたいて慰めてくれた。そして携帯電話で警察を呼んでくれた。

この出来事から、次のようなことが学べるだろう。

①とっさの場合には、頼れるのは自分しかいないとわきまえておくこと。本気になれば、力

は湧いてくる。
②声を出したり、手を出したりというような動きは、日常生活で道がついていたからこそできたのだろう。

彼女はボディートークで瞬時に身を守る動きや発声のトレーニングをしていた。それが効を奏したのである。

✣ 高速夜行バスのとんでもない事故

富山からディズニーランドへ向けて高速道路を走っていた夜行バスが、ガードレールに突き刺さり、七名の死者を出した。居眠り運転が原因とのこと。ニュースを聞いて「これは大変。格安であっても、もう夜行バスには乗らないぞ」と思った人も多かったに違いない。でも、運転手の居眠りを防ぐことはできなかったのだろうか。世間では、信じられないような事件が多発している。報道で知って眉をしかめることは簡単だが、ちょっと待って。自分ならどう対応するか、を考えてみよう。知識を知恵に発展させる絶好のチャンスである。

乗客のほとんどが眠っていたと考えられる。しかし、目覚めていて、バスが右へウロウロ、左へウロウロ走るのを「おかしいな」と思っていた人もいたのだ。そんな時、あなたならどうする？　大切なのは、まず声をかけることだ。

✣ 声の道をつける

「変だな?」と思ったら、すぐさま「運転手さん、大丈夫ですか?」と大きな声で呼びかけてみよう。すると運転手もハッと気がつくだろうし、眠っていた乗客も、何人かは目を覚ますだろう。運転手が乗客の生命を守っているという自覚はもちろん大切なことだ。でも、夜行バスの中を乗客の寝息が支配していると、その空気が運転手に及ぼす影響も大きいのだ。フラフラした運転に乗客が騒ぎ出すと、車内の寝息が消えていく、ということも大切である。たとえば、自家用車の助手席に乗っている人が気持ちよく寝息をたてていると、運転している人は寝息に包まれてしまう。すると、しだいに眠気が運転している人を襲うのだ。アクビが伝染するのも同じ原理である。だから乗せてもらっている人は、できるだけ目を覚まして、運転する人とおしゃべりすることも大事なのである。

バスの運転手に声をかける勇気は、常日ごろから道をつけておかなければならない。そのためには、声を出す練習をしておくこと。遠くへ呼びかける声を出すこと、臨機応変に対応できる動きを心がけること。事故を未然に防ぐ知恵は、毎日の心がけから生み出されるのではないだろうか。

✣ 牛の声は全身に響いている

牛に発声を習おう、と思い立ったのは、音楽大学を卒業したころだった。音楽の世界で発声というと、主流はイタリアが誇るベル・カント唱法、すなわちオペラの発声法だ。学生時代に一生懸命練習をしてそこそこの成果を上げたのだが、どうにも不自然さを感じて、四苦八苦していた。たとえば、クラシックの歌手が日本の歌をうたうと、なぜ言葉がわかりづらいのか、とか、演歌の声はおのおのにクセが強くていやらしさを感じてしまうのをどう解決すればいいのか、とか、欧米人は高音でもやわらかな声が出るのに、アジア系の声は高音になると、硬く、細くなってしまうのをどう克服すればいいか等々、悩みがたくさんあった。

それにしても、腹式呼吸がよい呼吸法だということは今も昔も常識なのだが、人間が考えている腹式呼吸で本当にいいのだろうか、という疑問も持ち続けていた。というのは、古代中国の思想家である荘子が、「凡人は喉を以って息し、哲人は背骨を以って息す。しかるに真人は踵を以って息す」と言っているのが、私の心に妙に残っていたからである。

とある農家の庭先で、牛の声を間近に聞いた時、少なからずショックを受けた。牛は「モーオ」と鳴くと思っていたのに、なんと「ンムーゥ」と鳴いているではないか。しかも全身がやわらかく響いて、それでいて決して力んではいない。すごいことを発見した。牛はよい声を出そうとは思っていない！　これこそ「自然発声」だと直感した。そして胸式とか腹式とか、呼吸法を意識するのではなく、気持ちよく全身で息をしているのだと気づいたのだ。それがボディートークの「全身呼吸」の始まりである。

《牛の声》の練習は、口を軽く閉じて、喉を開いて、ひたすらに鳴き続ける。ただ気分よく鳴き続けるのがコツ。初めは微振動で唇がくすぐったくなる。次いで顔全体が振動するようになる。やがて目の裏や胸が響くようになり、しまいには足の先まで振動が伝わるようになる。私はもっぱら、自分の歌の表現のために開発した。おかげで、若いころはコンクリートのようだと評されていた悪声も、やわらかな声へと変化していった。その《牛の声》の響きが、あとで述べる私の大病を通して、さらなる大きな効果を生み出したのだ。《牛の声》が私たちの体に与える大きな効果を述べよう。

✣《牛の声》で視力回復

私は還暦を迎えて間もなく、足に壊疽《えそ》を発症して緊急入院をした。（その原因および経緯は拙著『ウジムシは天才！』〔ボディートーク協会〕参照。）そして、眼底に出血を起こし、両眼とも失明寸前まで悪くなった。会員の紹介で優秀な眼科医に手術をしてもらうことになったが、「医学としては、視力が〇・一まで戻れば万々歳です」とのことだった。幸い退院後、一年で〇・二まで回復した。

それから孤軍奮闘、眼底出血を引かそうと、《牛の声》を眼底に当てることを思い付いたのだ。お風呂の中では、響きは特に大きくなる。私の眼底には、「ラ」の音程がいちばんよく振動することも発見した。とにかく暇さえあれば、「ンムーゥ、ンムーゥ」とやっていた。それが効を奏して、医者もビックリするほど視力がよくなっていき、その後二年で、〇・五まで見えるようになった。まだまだ視力は回復すると信じている。

✣《牛の声》の骨折への効果

ボディートーク指導者のＪさんが駐車場で転んだ。すぐに病院でレントゲンを撮ってもらった。右足の第五指に一センチほどのヒビが二カ所あった。医者の診断では、完治に六〜八週間はかかるだろうということだった。そこで私は、連日、患部に何度も《牛の声》を当てて響かせた。するとみごとに三週間で普通の足の感覚に戻った。

骨折に響きが有効であるというのは、二〇〇三年にアメリカのある医学会で発表されていた。猫のノドのゴロゴロ音が、骨を作るための骨芽細胞に刺激を与え、猫の骨折が他の動物よりも早く治る、ということが証明された。そこで有名なサッカー選手のデビッド・ベッカム選手は足の甲を骨折した時、担当の医者が機械で振動を当てて、予想よりも早く治したのだそうだ。私は、人間の骨格には人間の声を当てるのがいい、と考えている。

③ 小鳥はなぜさえずるのか

✣ 赤ちゃんが声を出す意味

産婦人科のお医者さんの依頼で、赤ちゃんの出産に立ち会ったことがある。妊婦さんはボディートークのマタニティ自然体運動を受講していた人なので、私も安心、彼女も安心という雰囲気だった。

しかし、分娩台では妊婦さんも必死、私も初めての経験なので、とても緊張した。産道に赤ちゃんの頭が出始めて、イキミはさらに強くなる。妊婦さんはイキミを数回逃がしてエネルギーを溜め、大きいイキミに焦点を当てる。その息を私はかたわらで、同じ息を作って応援した。妊婦さんが「アアーッ」と大きな声を発すると、赤ちゃんの顔が出てきた。するとお医者さんが素早く頭を包むように持って、ていねいに引っ張った。肩が出、全身がスポンと現れたとたんに、赤ちゃんが「オギャー」と激しく泣いた。産声である。その一声で、赤ちゃんはムクムクと膨らんだ。子宮の中で真空パックになっていた赤ちゃんが、外へ出て空気を体内に取り込んだ瞬間である。

それまでの不安でいっぱいの緊張感が一気に解けた。新しい生命の誕生だ。妊婦さんはもちろんのこと、お医者さんや助産師さんたちの息は、安堵の喜びでホォーッと和んだ。私の目は感動に潤んでいた。この場にいる自分が不思議だったし、また大きな幸せを感じていた。

ところで赤ちゃんは、お母さんのお腹の中では息をしていない。赤ちゃんは胎盤を通して母体から酸素や栄養をもらっているから、息をしなくてもすむのである。それで肺が形成されると、羊水を肺に入れたり出したりしながら、やがて必要になる呼吸のための練習をお腹の中でしている。そしてようやく外へ出た赤ちゃんは、今までの習慣で羊水を吸い込もうとする。ところが入ってくるのは空気。液体の重さではなくて気体の軽さだ。空気は一気に肺の隅々に入ってくるので、赤ちゃんはビックリする。そして思わず吐き出すのだ。この激しい勢いが産声になる。

このように「産声はビックリの息」である。ちょっと練習してみよう。両手を開いて、目も見開いて「ワッ！」とビックリしてみよう。何度かその声を練習してみてから、「ワッ！」と言う代わりに、高く細い声で「オギャー、オギャー」と言ってみる。それが産声だ。産声を発しない赤ちゃんは危険である。息をしていないということだから、お医者さんは大急ぎで逆さにぶらさげて、背中をトントンとたたく。背骨から出ている自律神経に刺激を与えて、呼吸運動を促すのだ。それで産声をあげたらヤレヤレ、一安心なのである。

発声は、生命活動にとって大きな意味がある。この世に生を受けた赤ちゃんは、声を出すことで成長する。その意味を整理してみよう。

❶泣くこと、笑うこと

赤ちゃんは泣くことで呼吸を強くする。また泣くことで不調を訴える。お腹が空くと泣くが、まだ気のない弱い声だと、しばらく泣かしておいたほうがよい。息の練習にもなるし、内臓を整える大切な運動でもあるし、心の欲求を強くする予備段階でもあるから。

笑うことは数カ月経ってから始まる。赤ちゃんを囲んでまわりの人が優しく笑いかけることで、赤ちゃんの笑顔が作られる。だからまわりが笑わないと、赤ちゃんはいつまでも笑わないのである。怖いことだ。

❷声のキャッチボール

赤ちゃんがいろいろに声を出すと、お母さんやまわりの人は、その可愛さに思わず声で応える。同じように声を出したり、呼びかけたりする。すると人間の赤ちゃんは相手の目を見て反応する。ちなみに猿の赤ちゃんは見つめ合ったりはしない。人間としての成長は、こういうところから出発するのだろう。赤ちゃんとの言葉以前の声のやりとりが、情緒を育て、知能を発達させる。赤ちゃんにはたっぷりとした声かけが必要だ。それも繊細で暖かい声で。

❸言葉の道を開く

世界中、どの国の赤ちゃんも産声は同じである。やがて喃語《なんご》を発し、一人機嫌よくワァワァ言っているが、その中でまわりが日本語をしゃべっていれば、日本語の息や発音を獲得していく。フランス語であれば、自然にフランス語になっていくのだ。このように、まわりでいっぱい声を掛けるのは赤ちゃんにとって大事なトレーニングであるし、また赤ちゃんがどんどん家族と同じ声になっていくのは、ひたすらまわりの声に順応しているからである。

❹歌うこと

赤ちゃんには、赤ちゃんにふさわしい歌が大切である。歌を聞きながら、赤ちゃんは少しずつ息を長くし、音の高低を感じるようになり、リズムを体の中に取り込むようになる。歌の息は言葉の息より整理して典型的な響きを作るから、情緒を大きくふくらませることができる。子守歌の大切さは、こういうところにもあるのだ。

✣ 小鳥はなぜさえずるのか

カナリヤを一羽譲ってもらった。カナリヤは鳴くのはオスだけのようだ。セミナー室につれてくると、カゴの中で忙しく羽ばたいて、「キーッ・キーッ」と鋭く、強く声を発している。警戒が大変に強い。日本語に翻訳すると「ヤバイぞ、逃げろ！」と叫んでいるようである。しばらくすると、今度は高い声で「ピヨッ・ピヨッ」と鳴き始めた。先ほどの強い声ではない。翻訳すると「大丈夫かなぁ、用心してよ」とでも言っているようだ。鳥カゴをもの珍しく囲んでいた会員たちは、やがてカゴから離れて、コーラスを始めた。

すると鳴き声が変わった。「ピロッ・ピロッ」と短いながらも、美しく、つややかに響く声になった。まるで「心配ないよ、大丈夫なようよ」と言っているよう。声にやわらかさと深さを感じた。でもまだ安心しきってはいない声だ。そのうちに、会員はコーラスに夢中になった。ふと気がつくと、カナリヤは高い声から少しポルタメントをつけて流れるように、「ピロロロロロロ……」とさえずり始めた。さすがにカナリヤだ。鳴き声の美しさは天下一品である。人間の歌声に合わせ

表1　小鳥の鳴き声・4つのパターン

逃げろ！ キッ キッ	大丈夫よ ピロッピロッ
注意してよ ピヨッ ピヨッ	いい気持ち ピロロロロ

て、「私もいい気分よ」と言っているように感じた。

この四段階の鳴き声を記憶して近くの森へ行くと、いろんな小鳥たちがさえずっている。以前は、「小鳥はなぜさえずるのだろう?」と思っていた。あんなに賑やかな声で騒いでいると敵に襲われるのではないだろうか、と心配もしていた。しかし、カナリヤの声を学習してからは、野鳥もまた、絶えず声を発しながら「ヤバイぞ」とか「安心していいよ」とかを、互いに知らせ合っているのだと気がついた。

✣ 赤ちゃんはまわりの声に反応する

小鳥のさえずりには大きな意味がある、ということに気がついたのは、車がバックへ進む時の声かけからだった。私たちの舞台公演の時はトラックを借りる。運転手はスタッフなので、バックには神経を使う。若いスタッフが「バックオーライ!」と声をかけるが、一回しか言わないので、言い続けてくれないと運転手は不安なのだ。さらに親切にするならば、「あと二メートル」とか「あと五〇センチ」とか、バックのイメージを伝える。小鳥のさえずりも同じだ。小鳥の賑やかなさえずりがあれば、他方から飛んでくる仲間の小鳥はリラックスをして仲間入りするだろう。だが、その鳴き方が「ちょっとヤバイよ」という警戒の声であれば、飛んでくる小鳥も用心をしながら近づく。

もう少しわかりやすく説明しよう。ミーアキャットは、土を掘って食べ物を探す。一匹が懸命に穴を掘っていると、もう一匹は、あの可愛い立ち方であたりをキョロキョロ見回し、「大丈夫だよ」という声を絶えず出し続けている。ジャッカルなどの危険な動物の姿を見つけると、瞬間に声が変わる。「ヤバイ、逃げろ！」という声だ。すると穴を掘っていたミーアキャットも、揃って逃げ出す。

人間は言葉を発明したおかげで偉大な文明を築いたが、その分、本能的な声の意味に鈍くなっている。赤ちゃんは元々、言葉以前の声や息に反応している。やがては赤ちゃんも言葉を覚えていくが、しゃべるようになった幼児は、言葉の理解よりもまわりの人が発する声の調子に鋭く反応しているのではないだろうか。たとえば、小学生の子どもにお母さんが、「今日、学校の先生は何とおっしゃったの？」と聞くと、「何かわからないけど、先生、怒ってたよ」と返事をすることはよくある。結局、言葉以前の声の調子が小鳥のさえずりであるとするならば、赤ちゃんは本能的に声の調子をキャッチしている。だから私たち大人は、赤ちゃんや子どもたちに接する時は、とくに声のあり方に留意する必要があるだろう。

たいていの赤ちゃんは男性の声にはおびえを感じるようだ。大人の男性は大きいし、筋肉も強く、息も太い。それだけでも威圧感があるのに、声を発すれば太く、低く響くので、赤ちゃんにとってはライオンの唸り声のように感じられるのだろう。お父さんやお爺ちゃんに懐《なつ》かない赤ちゃんが多いのも、そのような理由からだ。だから男性は、赤ちゃんに近づく時には、とくに静かに柔らかい声で話しかけることが必要である。

④ 声を聞けば本音がわかる

✣ 本音を見抜く

人と人とのコミュニケーションは、主に言葉で行われ、言葉は意識の上で発せられる。その言葉が本音で語られる時は心と体に矛盾はないのだが、建前で語られる時は少々問題である。隠されている本心が見抜けるかどうかで対応が変わってくるからだ。言葉の表面に惑わされないで注意深く感じれば、本心は察知できるもの。本音は、実はその人の無意識の行動や言葉の奥に潜んでいる息に表れるのである。

田舎に暮らしているボディートークの指導者の家に、お隣の娘さんが飛び込んできた。「おばあちゃん、包丁貸して。私、死にたいの！」「ええーっ！　そんなことしちゃ、いけんよ」。内心ドキッとしながらも、指導者は穏やかに娘さんの体をほぐした。やがて息がほぐれて娘さんは帰っていったが、さて、この娘さんの本音は何だろうか。
「包丁貸して」と言われて、「ハイハイ」と貸す人はいないだろう。娘さんが本気で死ぬ気なら、さっさと自分で探して手首を切ってしまうはずだ。わざわざ言いにきたのは、「死にたいという私の気持ちを受け止めて」というメッセージで、端的に言えば「愛をください」ということであろう。「あ、そういうことか」と理解できれば、本当に死ぬ気ではないのだな、と安心できるから、一呼吸おいて対応するようにする。それを「何をバカなことを言っているの。自殺なんかしちゃダメよ、しっかりしなさい」と強い語調で説教すると、娘さんはますます切ない気持ちを募らせる。その仕組みを図で説明しよう。

a　娘さんの息
切ない思いを自分自身に向けて、強く《内息》で体を固めている。

b　説教する人の息
相手に向かって指示を与えるため、積極的に硬い《外息》になる。

c　説教された時の娘さんの息
外へ引っ張られる息に対抗して、より強く内へこもろうとする。自殺する気持ちは強くなかったのに、かえって切なさを募らせて、悪くすると本当に自殺をしかねない。
落ち込んでいる人やうつ症の人を励ますと、逆にますます閉じこもってしまうという構造は、このようになっているのだ。では、どのように接すればいいのだろうか。ボディートークの考えでは、あたたかい、やわらかい息で「ちょっとうつ伏せに寝てごらん」と誘いかける。娘さんは《内息》になっているから、声をかける方も《内息》でしゃべるように心がけ、「アーと言ってね」と促しながら、胸椎3番、すなわち狭くなっている肩身をほぐすと、少しずつ息が解放されてくる。そこでボチボチ相手の事情を聞き出して、気がおさまるようにするのである。

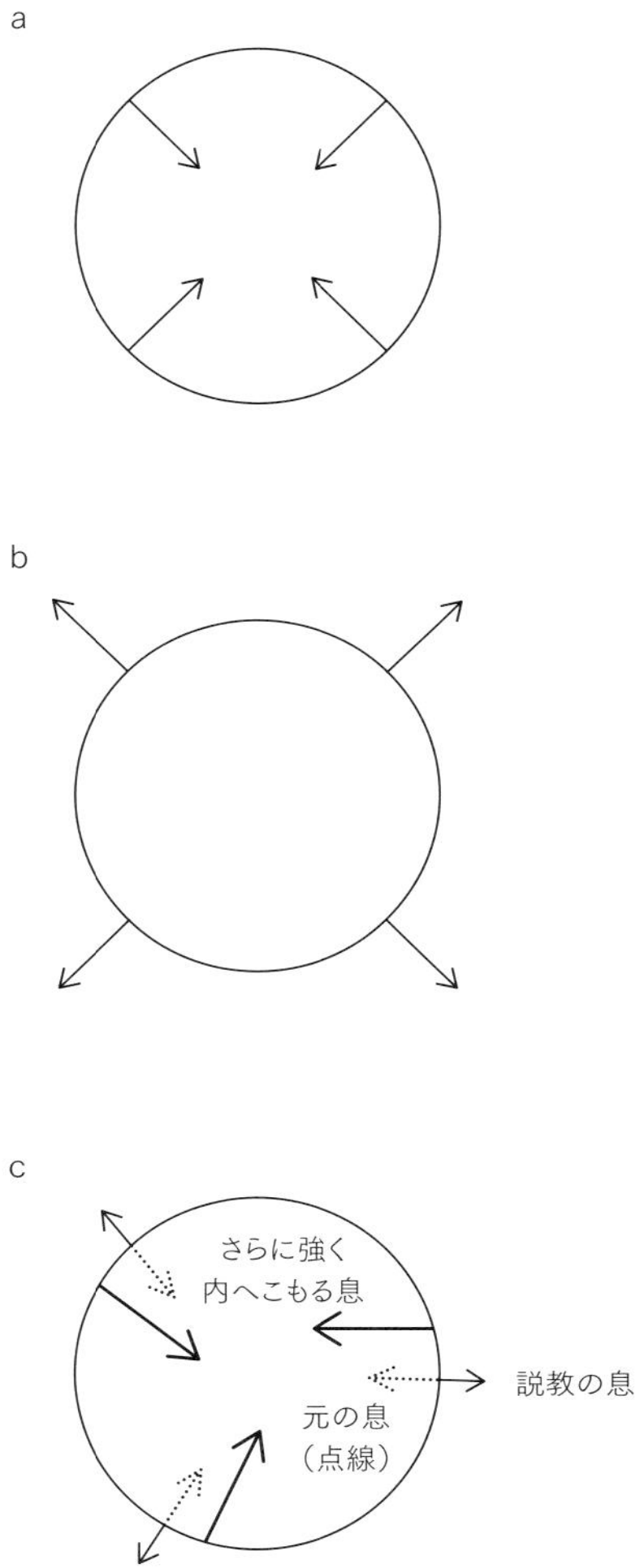

図26

✣ うつ症には息の詰まりをほぐすことが急務

「うつ症の人を励ましてはいけない」——これは心理学の常識である。その理由は何か？ボディートークなりの見方で述べてみよう。

自殺願望の友人を励ましたところ、かえって自殺の心を募らせてしまい、未然に防ぐことができなかった、という記事が新聞に掲載された。ある精神科医の話である。「『死にたい』と打ち明けることは、よほどの人を選んでいるのだ」と言っている。でもそうだろうか。

特別に話を聞いてもらいたいと考えているならともかく、私の経験からすると、自殺願望の人は周囲の人にけっこう「死にたい」と心の奥底を漏らしている。高校時代の友人の一人、そして大学時代の同級生二人。いずれも自殺予告は友人間では周知の事実だった。そして間もなく、三人とも本当に自殺してしまった。

精神科医は続けて述べている。「このような人を励ますと、開きかけていた心が閉ざされてしまうのだ」と。だから彼は、アドバイスなどしないで、徹底的に聞き役にまわろうという対応方法を勧めている。でもまず初めに考えておかなければならないのは、「うつ症の人を励ますと、うつはさらに悪化するという仕組み」である。ボディートークでは、「生き方は息の仕方」と考えているから、この仕組みを息のあり方から解明する。

図27aのように、人は自分の殻を持って自立している。そして他とかかわる時は息を外へ向ける。一般には外へ向かう息と内へ向かう息を適切に使い分けて社会生活を行っている。このような健全な状態を《自と他の自由な出入り》と名づけている。本来の自分を発揮できている状態である。

ところが他とうまく接することができなかったり、自分の主張がいつも頭打ちになってばかりだと、防御の気持ちが強くなって自分の殻を固く、厚くしてしまう。遂には、しっかり内に閉じこもって、他への働きかけを失くしていく。また、他からの働きかけも拒否してしまう（図

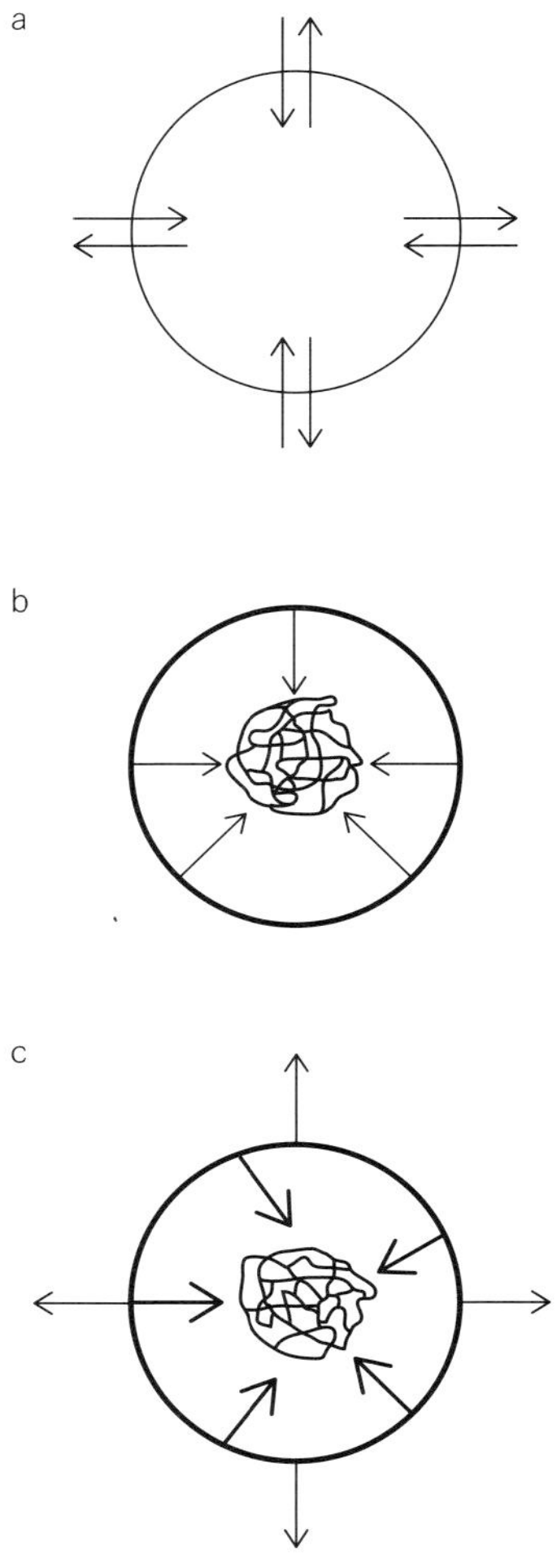

図27　3種類の息の向かい方

27b）。

こうなると息はもっぱら内へ向けられ、自分を責め続けたり、人の悪口をブツブツと自分の中で繰り返すようになる。うつ症の人は部屋に閉じこもりがちだが、決して退屈しているわけではない。心の中のモヤモヤといつも葛藤しているので、とてもしんどいし、退屈もしていない。

自殺願望の人は、自分自身で攻め続けているから、やはり息は強く内へ向かっている。もちろんうつ状態である。この状態を励ますということは、どのような図になるのか。励ますという行為は、息を外へ引っ張り出すということだ。「しっかりしろ！」とか「こんなことで、くじけちゃダメだ！」とか「お前には家庭があるじゃないか。しっかり仕事しなくちゃ」とか、そのような言葉かけはすべて、相手のエネルギーを外へ向わせようとしている（図27c）。

ひたすら内へこもろうとしている人を無理に外へ向わせようとすると、自殺願望の人は自分の状態を維持するために、ますます内へ強く引きこもらなくてはならない。これがうつの人を励ますと、もっと閉じこもるようになる、という仕組みだ。そして極端に息を詰め、《内息》になって胸椎3番を中心に固めて息ができないくらい「肩身を狭くする」と、自殺を決行することになるのだ。自殺する人は死に場所を求めてウロウロすると言われているが、そういうこともあるだろうが、むしろ自殺決行のタイミングを計っていると私は考えている。わかりやすく言えば、息を詰めて、さらに詰めて、もう息ができなくなった瞬間に死を決行することができる、と考えている。

自殺しようとする人の話を聞く前にしなければならないことがある。たとえて言うと、火事になって「助けて！」と窓で叫んでいる人に、「あなたは熱いのですね。火事になって助けてほしいのですね」などと、悠長に問答している間はないのだ。すぐに引きずり出さなくちゃ。というわけで、自殺願望の人を救うためには、まず「肩身をほぐし息を楽にすること」が急務なのだ。

⑤ 生き方を表す声

✣ケチャ——人生の苦労を超えてきた男たちの声

人の声は、その人がどんな生活をしているかを如実に表す。まして同じ仕事をなりわいとしている人たちが集まると、その声は独特の雰囲気を醸し出す。

バリ島に民俗芸能ケチャを勉強しに行った時のこと。昼間は田んぼや畑仕事をしている男性たちが、夜ともなると村の広場に集まって、円陣を組み「チャッチャッチャッ……」と猿の叫び声で軽快なリズムを作る。そして歌と踊りで『ラーマーヤナ物語』を進めていく。およそ一五〇名ほどの声は大地に響き、ヤシの林にこだまする。その声は野太く、力強く、土の香りさえ感じられる。

ところが日本に帰って若者たちに教えると、その声は青白く、情けないぐらい細いのだ。よく言えば繊細で上品、悪く言えばモヤシのような声なのだ。しかし、翌年、私は国立バリ芸術大学でケチャを学んだ。学生たちの輪に入れてもらうと、このケチャの声は日本の若者と同じ質だった。すなわちインテリの声の集まりだったのだ。そうか、生活のあり方がそのまま声になっているのか！

先日うれしい体験をすることができた。京大合唱団設立七〇周年記念ということで、ＯＢたちが京都に集まって、懐かしいコーラスの演奏会をしたのだ。五〇代、六〇代を中心に、およそ一六〇名ほどの男声合唱。その声の集まりに、ハッとした。太く、暖かく、いい感じに抑制のきいた声だったのだ。考えてみると、参加者の多くが会社の管理職であり、また、その退職者なのだ。仕事にも人事にも苦労をし、包容力もたっぷりあって、しかも歌自慢ばかりが集合しているのだ。私はその厚み、味わいの深さに身をゆだねて、心地よく思い出のコーラスを歌った。

✣ 死を覚悟した少女の声

パキスタンの少女、マララは一七歳。二〇一四年、ノーベル平和賞を最年少で受賞した。テレビの中で語る少女の声は凛として、深さの中に清々しさがあり、英語の話しぶりも明快で、そのメッセージもすっきりと私の心に届いた。

パキスタンはイスラム教徒の対立で、住民は混乱の中で暮らしている。イスラム教徒の過激派は、女性が教育を受けることに反対しているのだが、マララは「One child, One teacher, One school」と主張し、「子どもがいて、先生がいて、そして学校がある。そのことが社会を豊かにし、平和をもたらす」と力強いメッセージを世界に発信した。彼女は、一五歳の時、過激派の兵士から襲撃され、今も頭の中に銃弾が残っている状態だ。でも彼女は決してめげていない。むしろ「黙って殺されるより、私は声を挙げて殺されるほうを選ぶ」と、心の決意を述べている。

彼女の目は澄んでいる。前方を臆せず、見つめている。いつ殺されてもおかしくない環境の中で、しっかりと死を覚悟しているから、眼差しに迷いはない。そして私が感心したのは、彼女の声である。決して大声ではないが、声は全身に響いている。まだ一〇代の彼女が、すべての子どもたちに教育を受ける権利があり、そのことを実現したいと呼びかける言葉は、シンプルでわかりやすい。百年前のナイチンゲールの声にも似て、私は心に痛快さを感じた。

✣ 悲しい時に悲しい歌を歌う理由

作家の五木寛之さんがテレビで話していた。五木さんは終戦を北朝鮮で迎えたそうだ。まだ小学生だった。現地に抑留された大人たちは、厳しい労働や悲惨な生活に耐えながら、よく歌を歌ったそうだ。

五木さんが子ども心に不思議に思ったのは、大人たちは楽しい歌を歌わないで、短調中心の悲しみの歌ばかり歌っていたことだった。

♪　今日も暮れゆく　異国の丘に
　友よ　つらかろう　切なかろう……♪

という『異国の丘』は、とくによく歌われたのだそうだ。自分たちの境遇にぴったりだったのだろう。そう言えば、私の父母は満州にいたから、終戦前に帰国したものの、かつての北の大地を思い出しては、よく歌っていた。

「悲しい時には悲しい歌を」と言われているが、五木さんは今もって、その理由が理解できない、とおっしゃっていた。ボディートークでは次のように解明している。

私たちの哀しみの感情は千差万別だ。悲しみや辛さで心は千々に乱れるが、胸椎３番を中心に収縮する息は、無意識の世界で起こる。その時の息は主観的に悩んでいる内向きの息である。この千々に乱れる心は、体や息の状態も不安定にする。哀しみのイメージがあちこち揺れるからである。

そこに哀しみの歌をうたう。音には音程がある。リズムがある。歌詞がある。歌を表現するには、意識しないと歌にならない。そして歌うことによって切ない息は、それなりに客観的に作るから安定する。悲しみの感情も歌詞によって客観的に捉える。すると、主観的に千々に乱れていた心と体の状態はひとつにまとまり、安定したレベルに保たれるのだ。それで、歌という外からの世界に心を癒され、悲しみに耐えることができるのである。

反対に、喜びの心を歌によってさらに大きくふくらませ、安定させることができる。だから、よく歌う人は総じて心が安定している。また悲しみが深くなくても、何となくモヤモヤした気持ちが晴れ晴れしない時は、明るい歌を歌うことによって息が弾むようになり、晴れやかな気分になることができる。オノズからある息のさまをミズカラ変えることができるのも、人間であればこそ、である。

第五章 人生を豊かにするボディートーク

生まれること、そして死ぬことは一回きりである。バリ島のリゾートホテルで私の部屋がダブルブッキングになっていて、予約した部屋に泊まれなかったことがあった。ホテル側のミスなので特別室に案内された。なんと部屋がいっぱいあるのだ。ドアを入ればお付きの人用の部屋。次は会議室、テーブルの上には花が飾られて、カゴに果物が山盛り置いてある。となりは調理室。メインの部屋は広い空間に大きなベッドが二つあって、やはり広いベランダからはヤシの林の向こうに青い海が広がっている。さらに二階はツインベッドの部屋がある。計八つのベッドがあって、「ここに一人で泊まるのか」とビックリもし、うれしくもあり、とまどいもした。

この時に人生一度きりということを残念に思った。なぜなら、こんなに豪華なベッドが私一人に用意されても、寝るのは一つのベッドでしかないからだ。

人生は一度きりのものである。だからこそ楽しく充実して生きたいというのも万人の願いだ。

私たちの生命は授かったものだ。自分で作り出したものではない。だから生きるようにできているのだが、また、死んでいくようにもできている。この生を退屈なものにするか夢中で生きるものにするかは、ミズカラの生き方にかかっている。オノズカラある生を充実した生として磨きをかけるために、この章が役に立つことを願っている。

① 行動や姿勢から心を知る

子どもが工作をしたり折り紙を折っている時、その様子を大人がかたわらで見ていると、子どものもたつきが気になるものだ。それでとうとう口を出し、手を出す。子どもがどうしようもなく困っている範囲で手助けするのはいいのだが、気がついてみると、子どもの欲する以上に、大人が自らの満足のために手を加えていた、ということはないだろうか。そういう時、子どもは嫌な顔をしたり、「あっちに行って!」と叫んだりするのだ。

必要な時だけ手伝うのはいい。だが、子どもの主体性を奪ってしまって、助けたつもりがすっかり自分が主導権を握っていたというのではなんにもならない。

✣ 声をかけなくてよかった

ご年配の目の見えないご夫婦を近所の商店街で見かけた。お二人とも目が見えない。ご主人が右手に杖を持って先導し、奥様はご主人の肩に右手をかけて、左手に杖を持って半歩うしろからついていく。

感心したのは、二人の一体感だ。手の置き方がみごとである。というのは、普通は左側を歩く人は先導する人の左肩に右手を乗せる。ところがこの夫婦は、奥様の右手が御主人の右肩に置かれている。

これでくっついて歩くとお互いの足がぶつかってしまいそうだが、奥様が体を少し離して、二人とも小幅で歩くのでぶつからない。それであたかも一人で歩いているかのような安心感があることと、道路を探るご主人の右の杖、奥様の左の杖の確かさに私は目を見張った。速度も私たちがゆっくり歩くぐらいだろう。

強い関心があって、しばらく後からついて歩いた。すると前方に自転車が放置してあった。このままお二人が進むと自転車にぶつかってしまうと思い、私は声をかけようと急いで近づいた。でも何の心配もいらなかったのだ。まるで生き物のようなセンサーで、お二人は当然のごとく自転車を避け、それが合図であったかのように、今度は奥様が右へ回って先導役になり、ご主人は左から半歩下がってついて行かれた。

私は、先走って声をかけなくてよかった、と思った。相手ができることに口を出さない、というのもとても大切なことなのである。

✣ 盲導犬のすごさ

ボディートークの人間関係法に《盲導犬》というプログラムがある。二人組になって、一人が目を閉じ、一人が目を開いて二人いっしょに歩く。どのように歩けば安全かを二人で工夫してもらうのだが、腕を組んだり、腰に手をまわして歩いた後、最終結論としては目の開いている人が先導し、目を閉じている人はその人の肩に後ろから手を置き、一緒に歩くというスタイルに落ち着くことが多いようだ。

でも、一歩進んで考えてみると、目を閉じている人はついて歩いているに過ぎない。主導権を入れ替えてみたら？というのが《盲導犬》のアイディアだ。

ご存じのように、盲導犬は目の見えない人のお手伝いをする。この盲導犬の偉いところは自己主張しないように訓練されていることだ。すなわち、目の見えない人が自分の行きたいように歩いていく。それで危険のある時だけ盲導犬が立ち止まるので、目の見えない人も立ち止まって安全を確保するのだ。

二人組で歩く時に、目を閉じている人は後から歩いているにもかかわらず、自分の歩きたい方へ行く。先に歩いている、目を開いている人は危険な時だけ立ち止まる。そうすると、二人の間に穏やかな心の交流が感じられるようになる。

ある時、このプログラムを外で行ったことがある。もちろん室内でやるよりはるかに危険がともなう。車も自転車も通るので肩をかしている人の責任は重い。まして主導権を目の見えない人にゆだねているので、普通以上に神経を使わなければいけない。でもこういう条件だからこそ、お互いの息づかいや歩くテンポ、さらには心の在り方までより深く感じることができるのだ。その交流の中で積極的に息を合わすことができれば最高である。

それにしても盲導犬の偉さを、盲導犬を連れている人から聞いたことがある。その人はいつものように、肉屋さんに買い物に行った。ところがその日に限って、お店の前の信号を犬は渡ろうとしない。何度ひっぱってもダメ。後から歩いてきた人が、「どうしたのですか」と声をかけてくれた。「信号を渡って、肉屋さんに行きたいのです」とその人が答えると、「あ、そのお店は、今日は閉まっていますよ」という答えが返ってきた。盲導犬はお店が閉まっていることに気づいて動かなかったのだ。

✣ 助けることの四つの型

「助ける」という行為は、通常、力のある者が力のない者に対して手を差し伸べることである。たとえば、人間の赤ちゃんは一人では生きていけないので、母親がしっかりと守っているし、また赤ちゃんは人見知りすることで、いつも母親から離れないようにして、安全を保っている。このように典型的な「助ける」パターンを、私は《援助型》と名づけた。

ところが整理してみると、他にもさまざまな助け方がある。大きく分けて相手を「肯定する」助け方と「否定する」助け方がある（図28・29）。

❶肯定的な方法

体の不自由な人を支えてあげるとか、お金を貸してあげるとか、アイディアを提供することなど多くの「助ける」は《肯定的な方法の援助型》だが、お互いに支え合うという《肯定的な方法の交流型》もありがたいものである。

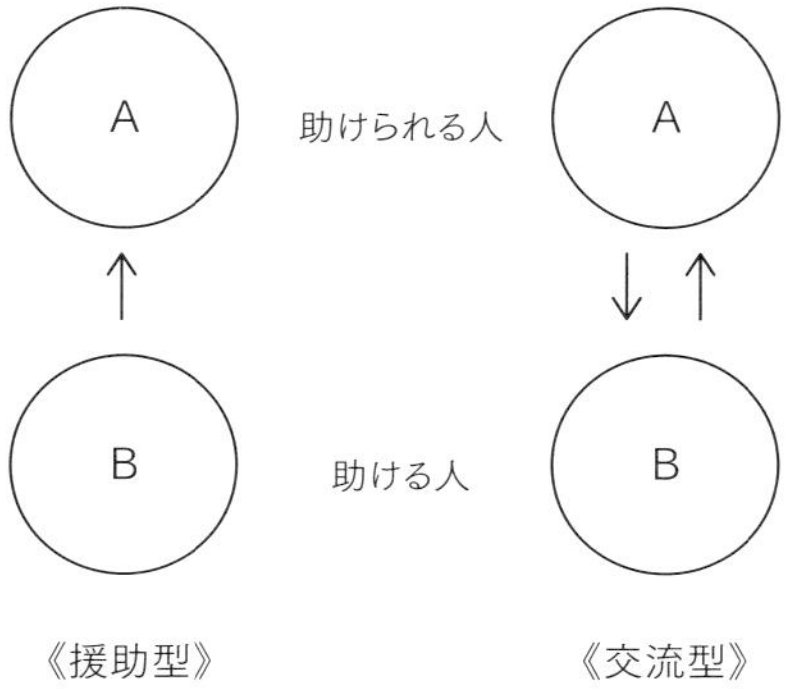

図28　肯定的な方法

先日、詐欺の被害に遭った会員がプライベート・レッスンを受けにやってきた。お店を作るために相談に乗ってもらっていた経営コンサルタントに、買い揃えたばかりの備品をごっそり持ち逃げされたのである。総額一千万円ほどの被害で、ご本人はゲッソリと痩せてしまって、見るからに気落ちした様子だった。

体のしこりを調べてみると、胸椎3番を中心に「肩身が狭く」なっている。とくに左側がキュッと詰まっている。被害に遭い、自分ではどうしようもない「切なさ」のしこりだ。

いろいろ話を聞きながら体をほぐしていたが、声が明るくなるにつれて、希望の様子が見え始めてきた。「すっかり落ち込んでいると、身近にお付き合いをしている人たちが本当に親身になって支えてくれるのですね」という言葉がポツリと出た。

この人はボディートークの指導者なので、人に体ほぐしを行っていた。だからまわりの人たちにとても感謝されていたのである。すると自分が困った時には、みんなが助けてくれるのだ。《交流型》の「もちつもたれつ」の関係である。詐欺の被害は降ってわいた災難だったが、このことをキッカケにしてまわりの人たちとの暖かな交流が深まったのである。

❷否定的な方法

ちょっと難しい助け方は《否定的な方法》である。たとえば、小さな子どもが走っていて転

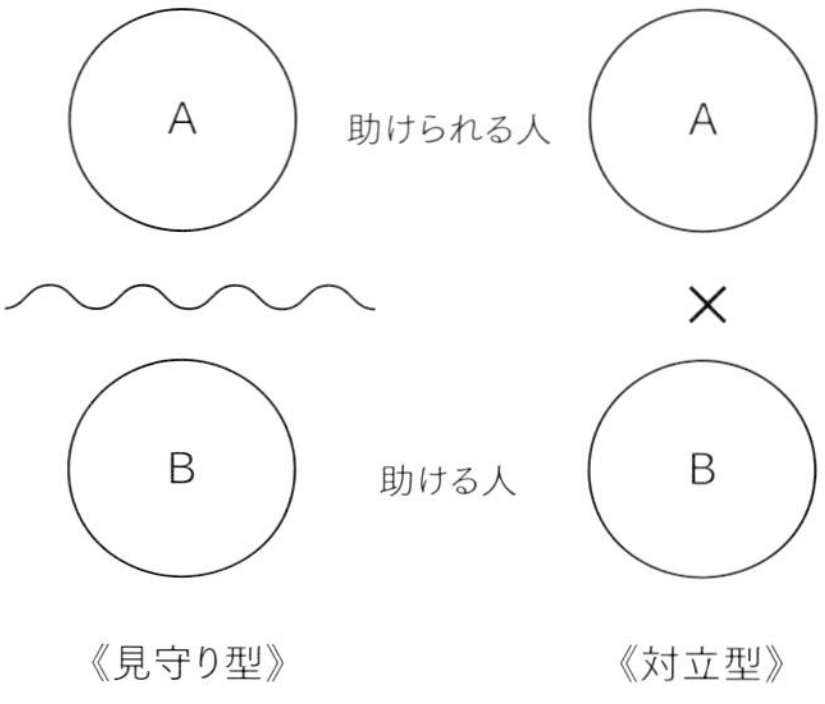

図29　否定的な方法

んだとしよう。大急ぎで側に寄って抱き起こしたいところだが、イヤ、待てよ。ここは泣きわめいても自力で立ち上がらせよう、という親心が働く時がある。手を出したい時でも、その手を引っ込めて、相手が自力で立ち上がるのを待つという助け方を《見守り型》と名づけた。あくまでも相手の成長を願って、あえて援助しないことも立派な助け方である。

　相手が弱いからといって、いつでも手を出していると、なかなか自立心が育たず、自力で生きることができなくなる。その時、少々酷に思えても、先々でいい結果を生むことは多々あるのだ。「どうしましょう」と相談を受けて「どうしようもありませんね」と突っぱねることも、時には必要なのである。

　《否定的な方法》のもう一つは《対立型》である。これは相当な技術が要る。単にケンカをふっかけるだけでは助けることにはならないからである。

　かつて、ノーベル物理学賞をもらった小柴昌俊教授の学生時代。進路を決めるころ、先生が他の学生に、「小柴クンは物理が不得意だから、物理には進まんでしょう」と話しているのを本人が耳にした。「チクショー、それなら物理に行ってみせる」と小柴教授は必死で勉強したという。

たまたま先生の話が聞こえて発奮したのだが、この場合は小柴教授が偉いのであって、その先生が助けたことにはならない。もう一つ発奮の例を挙げよう。

天才的なおしゃべりアナウンサーの古舘《ふるたち》伊《い》知郎《ちろう》氏が、テレビ局アナウンサーを辞してフリーになった。そのことが関係者にはとても生意気に思えたのだろう。ある日、有名ディレクターが笑顔で言った。「古舘クン、おめでとう」。古舘アナは「ありがとうございます。これからもよろしくお願いします」と素直にお礼を言った。

問題はその次の言葉だ。「大変だねえ、まあ一年ももたんだろうがね」。ニヤリと笑って去って行ったそうだ。古舘アナは頭に来て、その怒りをバネに一生懸命仕事に取り組んで、今があるのだと述懐している。もしそのディレクターが古舘アナの将来を気遣ってわざと奮起させたのならすばらしい助け方だし、単に生意気な鼻をへし折ってやれと思って言ったなら、妬ましさからくるイヤミに過ぎない。

✣ 主体性を大切にする介護のあり方

あるボディートークの指導者から、母親の介護についての報告があった。それをここで紹介したい。

ボディートークで得た知恵を頼りに、介護のポイントをまとめました。

①ありのままを受け入れること

私は、障害やできないことも含めてそれを認め、生活そのものが今ある生命を活性化していけるものになるように接してきました。たとえば、母は食事中によく動きます。途中転がってもOK、お尻で一回転してもOK、隣の人のお皿に手が伸びてつまんで食べてもOKなのです。「すべての動きに生きる意味がある」のです。

②さり気なく寄り添うという感覚

足りないところをさり気なく補うと、お世話されているという感覚ではなく、一人でできたという気持ちで元気になります。トイレは、廊下の手すりにつかまって行くのですが、体調によってエスコート法も変えなければいけません。左足が動かない時は、そっと左足に手を添えるといった具合に体の内側を感じながら、必要な時に、必要なことを、必要なだけともに動いていくのです。母の息遣いを感じて、タイミングを待ちます。この「待つ」ということが大きなポイントです。また、ボディートークの相手の動きを引き出す触れ方《誘う手》の感覚も役立ちます。

③息を合わせる

座った姿勢から立った姿勢へなど、体の位置の移動を介助する時は、まず息を足元に下ろし、できるだけゆっくり声をかけ、身振り手振りも加えて、どういうふうに動くのかをイメージさせます。これは大切な作業ですが、言葉をたくさん使うと混乱のもとなので、工夫が必要です。母が自ら動こうとする「まさにその瞬間」にともに動くという感覚も必要です。

④訓練ではなく、心も体も喜ぶ経験をたっぷりと

特別なことでなく、母本来の生活習慣を自ら行えるよう手伝ってきたつもりです。母は、お風呂が大好きです。だから、お風呂はほとんど毎日入れるようにかかわってきました。母のような状態でも、普通の家庭用浴槽であれば、一人の介助で可能です。ただ母の場合、意志の疎通が難しく、さまざまな人がかかわることから、浴槽の中に据え置き式のリフトを活用しています。浴槽の湯につかっていると、母はモゾモゾとよく動いて、自分で足を持ち上げたり、足の指の間をかいたりしています。

以上、私が心がけてきたポイントです。

②心・体・頭の働きをひとつにする

「人間は存在の意味を考える、唯一の動物である」――この言葉に出会ったのは、高校三年生の時だった。国語の模擬テストの問題にあったのだ。鮮烈な印象を受けて、テスト終了後、本屋へ直行したと記憶している。当時、東北大学の学長であった高橋里見氏の『私の人生観と哲学』の冒頭の文章だった。

「他の動物は、存在するも存在の意味を問わない」――と続く。確かに犬は主観的存在であって、「自分は何者なのか?」とは悩まないし、外の目から客観的に判断するというような思考回路は持たない。犬は犬のことを、本能的に「犬である」と認識はしていても、客観的に「これこれの理由を以って犬である」などとは考えない。でも、近頃の飼い犬は、遠吠えはしなくなったし、お座敷で暮らしているのもいるし、ジャケットを着て散歩したりして、あれは自分のことを「オレ様は人間である」と錯覚しているのかもしれない。

✣ 頭の整理は、まず掃除から

頭を働かせるには、ただ時間があればいい、というものではない。たとえば会報の原稿を書く時、今回はこのテーマにしようと思いつく。テーマは考え続けていると、ふと言葉が天から降ってくるのだ。でも、いつ降ってくるかは予想できない。新幹線の中であったり、お風呂に入っている時であったり、人とおしゃべりしている時であったり……。

そして思いついた内容は、すぐに頭の中から消えてしまう。別のことをしていて思い出そうとしても、「アレ？　何だったかなあ……」。いいアイディアが出た、という喜びの感情は残っているものの、内容は頭のどこかへ移動してしまって、再び出てくるには、数日待たなければならなかったりする。そこで私は、すぐにメモ！――それほど頭はアレやコレやと考え続けていて、過ぎ去ったことなど、すぐに忘却のかなたへ飛んでいってしまうのだ。

さて、テーマは決まった。まだタイトルではない。書きたい内容の方向が決まった、というだけのことだ。タイトルは、原稿を書いてしまってから、全体を引き締める言葉を持ってくる。そこで書き始めようとすると、書き始める角度をいろいろ思いついて、何を選べば次々と展開していくのか、と判断に迷う。頭の働きを整理する時だ。この時、部屋の中が散らかっていたり、カバンの中が混乱していたりすると、心は落ち着かない。それで必然的に掃除をすることになる。ムダなものを捨てたり、机の上を整理したり、窓ガラスのクモリを拭いたり、お布団をきちんとたたみ直したり、部屋の中がスッキリする中で、頭の整理もついてくるのだ。

頭の中でアレコレ考え続けていると、そのことだけにエネルギーを使ってしまうので、物事を大きな見地から見ることができない。たとえば買い物に行くとしよう。頭の中で、大根、椎茸、ほうれん草、ミリン、電池など、買うべきものを思い浮かべていると、絶えず品物が何度も頭の中を堂々巡りして、他のことを考える余地がなくなる。そこでメモをする。メモをポケットに入れて出かけると、買い物リストは頭の中からすっかり消していてもいい。すると、歩きながらいろいろなことを考える余裕ができる。部屋の掃除を終えて、書き出しの角度を決めて、内容を展開する構成を簡単にメモする。そうして段落ごとに集中して、文章を進めることにしている。

剣豪、宮本武蔵は「難しいことをわかりやすく」と述べている。内容をわかりやすくするには、よほど理解し、整理していかなければならない。私の学校時代での経験から言えば、よく理解して、しかもわかりやすく説明してくれる先生は「エー」とか「アノー」とかはめったにおっしゃらない。口ごもったり、何度も同じことを言ったり、「それは、その……」を口癖のようにして話を進める人は、実は頭の働きが整理されていないのである。

✣ 生命の主観性と客観性

あなたが生まれて、いちばん最初の記憶は何歳の時？　私は四歳のころだ。保育所の砂場で子どもたちが遊んでいるのを、じっと見ていた記憶がある。たいていの人は、三、四歳のころの記憶が多いようだ。そういえば、私の娘は二歳になったころ、「暗いトンネルの中をしんどい思いをして出てきたんだよ」と出産時のことを話してくれた。でも、そんな貴重な思い出も、四歳のころには消えてしまうんだなあ。

最初の記憶は、私たちが物事に対して客観的に捉えるという思考法が始まったことを意味している。それまでは純粋に主観的に生きている。お腹がすいたり、眠たくて泣いたりするのは、赤ちゃんの生命の自然な反応だが、そのことを赤ちゃんが意識しているわけではない。まさに赤ちゃんは主観的に生きているのだ。そして成長するほどに、客観性を身につけていく。

動物だって、客観的意識がまったくないわけではない。アライグマは土の中から掘り出したイモを川で洗って食べるので、その名がついたのだが、土まみれのイモを口に入れると、ガサガサして気持ちが悪い、ということまでは本能的な感覚だろうが、洗って土を取るという行為は、他の動物にはない認識が働いているので、動物学者も着目している。

人間の客観的認識力は、他の動物の比ではない。とりわけ「言葉の発明」が、その最たるものだ。三重苦の聖女ヘレン・ケラー女史が、サリバン先生から「水」には名前があるのだ、ということを教わりそれを理解したのは感動的なエピソードである。実は世界中のお母さんが、物には名前があることを、赤ちゃんに、ていねいに教え続けているのだ。

赤ちゃんを育てた人は、ぜひ思い出してほしい。赤ちゃんが言葉をしゃべる以前から、指を持って、「おはな」「おめめ」「おくち」……というように、顔に触れながら名前があることを根気よく教えたことを。ヘレン・ケラー女史が得た言葉の感覚を、すべてのお母さんは毎日毎日教えている。こうして赤ちゃんは、客観的な認識を持ち始めるのだ。

ところで、人間には主観的な思いが強い人と、客観的な思考法が強くて物事に対して冷静な人とがある。芸術家などは主観的な思いが次々にあふれてくるが、その思いだけで表現してしまうと、他人には理解できない独りよがりの作品になってしまう。また科学者は、冷静にして客観的な判断を積み上げていかなければ、真理を発見することは困難だが、その出発点では主観的な興味や好き嫌いが動いていることが多い。豊かに生きるためには主観性と客観性の両面が必要なのである。主観的な思いをできるだけふくらませ、客観的な捉え方を絶えず駆使する中で、すばらしい美と真実の世界が実現されるのだと思う。

✣ 本物とは何か

ミュージカルの小道具に、見るからに本物らしいバナナやリンゴなどの模型がある。私は時々子どもを対象とした講演に、そのバナナの一本を持って行く。「これ、何に見える？」と問うと、子どもたちはすかさず、「バナナ！」と答える。「本当かなぁ？」と言いながら、私は前にいる子どもにホイッと投げると、受け取った子どもは、「アレッ？」と訝《いぶか》しげだ。それはもちろんプラスチックで、中身はカラッポだから軽い。外の形や色はバナナに見えても、中身は何もないのだから、「ああ、ニセ・バナナ」ということになる。

この話を切り口にして、「本物とは何か?」というテーマに入ろう。本物は内と外とが一致している。それにしても、美人コンテストなどを見ていてガッカリするのは、この視点である。出場者は、なるほど、見目麗しい美人ぞろいだ。スタイル、メーキャップ、ファッションなどはバツグンだ。ところが、スピーチで、ひとたび口を開けば、声に繊細さがなく、精神的な豊かさが感じられなくて、内は決して美人ではないな、と思われることが多いからだ。内と外とが一致するとは、客観的な形が主観的な思いに支えられている、ということであり、反対に主観的な思いが客観的な形に裏打ちされている、ということでもある。

私は以前、三宅一生氏デザインの、紺色のカッターシャツを愛用していた。ある時偶然、ファッションの展示会を準備している彼を会場で見かけたことがある。その時のシャツが、同じ紺色のシャツだった。ところがそのシャツの腕の一カ所に小さく穴が開いていて、その穴に裏から同じ色の布を当てて、ていねいに縫い付けてあるのに気がついた。私は思わず見とれてしまった。というのは、三宅一生氏がシャツに不自由をしているとは思えない。だからこそ、その繕いに衣を思う心の深さを感じたのだ。

言葉にも本物を感じる時とニセ物を感じる時がある。言葉の外面は客観的な形である。しかし言葉は、内の膨らみから生まれたものでもある。たとえば、「ありがとう」という言葉は形だ。しかし本来は、「有り難し」——普通では、こんなにすばらしいことはないよ、という感謝の気持ちから発せられるものなのである。

感謝の気持ちはイメージから生じるものだ。そしてこのイメージは、暖かい息を作る。息は体の中に蠢《うごめ》きを作る。ボディートーク的に言えば、感謝の内動がふくらんで、「ありがとう」という形をイメージ、息、内動で支えるのだ。だから、イメージ・息・内動から発せられなければ、言葉は本物とは感じられないのである。

ちなみに、今誰もが当然のように使っているメールは、文字という形だけであって、声の調子が伝わらない。だから誤解を生みがちになる。本心は声や内動で直感できるのに、パソコンや携帯電話では、それが感じられないからだ。

発信者は内なる自分のイメージで言葉を生み出す。受信者は言葉から自分なりのイメージを作る。両者のイメージが一致していれば問題ないが、異なったイメージになると、愛のメッセージが呪いのメッセージにもなるのだ。それで、内と外とが一致するという努力が必要なのである。誤解を受けそうな時は、受け取った側が一人合点しないように、電話するなり、直接会ったりして、本音を伝えるようにしたい。

⁘ 客観的な把握が大事

漠然とした不安感を取り去るには、事態を客観的に解明する必要がある。論理的に、冷静にことの次第を納得すれば不安感は半減するし、たとえ悪い事態であっても、心に受け入れる余裕が出てくる。主観だけで物事を捉えていると、妄想が妄想を生み、あらぬ方向へ考えが飛んで行きかねない。あくまでも客観的な事実に根拠を置いて対応する必要がある。

Cさんは、二〇代前半のOLだ。ある日会社からの帰宅中、突然、目の前が真っ暗になった。「もう死ぬ！」と思った瞬間、体は元どおりになり、その後は何ごともなかった。でも一カ月後、同じことが起こり、とても不安になった。ところが病院で検査をしても、異常ナシとのことだった。

普通は医師の診断で病名がつけば、人は安心する。症状を客観的に解明したことになるからだ。しかしCさんの場合の「異常ナシ」は、客観的な解明にはならなかった。一瞬であっても、目の前が真っ暗になることは異常なことなのだから。

友人の紹介でボディートークにやってきたCさんの背中に触れてみて、私はすぐに判断がついた。胸椎3番に「切なさのしこり」が強く表れていた。ここからは心臓を働かせる自律神経が出ているから、極端にしこらせることによって、心臓の拍動が一つとんでしまったと考えられる。それで一瞬「死ぬ」と思ったのだし、心臓の鼓動がすぐ元に戻ったので、再び何ごともなかった状態に戻ったのだ。

Cさんはほかに、胸椎6番の「まわりへの気遣い」と、仙骨に「おびえの縮み」があったので、会社の同僚によほど気兼ねをしていたのだろう。そのストレスが心臓にきたのではないか。このことをCさんに話すと、彼女は深く納得して、安心した。

もう一例お話ししよう。Dさんの娘さんが自殺を図った。幸い一命を取り留めたものの、またいつ自殺するかもしれないという恐怖感が、母親であるDさんの心を支配した。こうして母娘ともども、心療内科へ通ってカウンセリングを受け、精神安定剤を飲み続けることになる。

そんな中でDさんは、娘さんを連れてボディートークにやってきた。見事に二人とも胸椎3番を中心に肩身をギュッと詰めている。服の上からでは見分けることは難しいのだが、触れるとすぐにわかる。肩甲骨と肩甲骨がくっつきそうに固まっている。

二人の肩身をほぐしながら、私は心と体の結びつきについて話をした。そしてDさんに、娘さんの肩身がほぐれているかぎり自殺はないだろうと伝えた。自殺は、肩身を極端に狭くして、息ができなくなった時に決行される。Dさんは、自分の肩身がほぐれて息が楽になる実感から、そのことを納得した。

このようにボディートークでは「客観的に気づく」ことを大事にしている。人は物事をまず主観でキャッチし、思いを膨らませるが、その時、客観でも捉える観点を持ち、事実に基づいて主観を支えれば対応を間違ったりしない。

数年前、神奈川県の山奥でキャンプを楽しんでいた一八人の親子連れが大水に流された事件があった。川の中州にテントを張っていた。両側に流れる川は、二〇センチほどの浅瀬で、ずっとこの状態だからと、みんなは安心していたのだろう。しかし、上流で大雨が降って、ダムの水が放流されることになったのだ。ダムでは何度もサイレンを鳴らし、職員が下流をまわってキャンプをしている人に、岸に戻るように注意を呼びかけ、聞き入れない人には警察が説得に出向いた。それでも中州に居残り続けた人が、翌朝、テントごと流されてしまったのだから、何ともやりきれない事件だ。

このままキャンプを続けたい、たぶん大丈夫だろう、という強い主観が、大雨やダムの放流の凄さを認識するという客観的判断を曇らせてしまった結果といえるだろう。日ごろから「客観的に気づく」という習慣を持っていれば、この惨事は未然に防げたと思える。

人間に対する好き嫌いは、もっと主観に支配されがちだ。でも、時には、どうして好きなのか、なぜ嫌悪感を持つのか、を客観的に判断しておくことも大切である。冷静に認めれば、必要以上にこだわらないのである。

✣ 夜中に柱を蹴る女の子

H子さんは一五歳になる女の子。最近、夜中になると家の柱を蹴るようになった。母親があわてて止めに入ると、「ババァ、死ね！」と口汚くののしって暴れる。病院に行っても脳波に異常はないし、いろいろと手をつくしたが改善されなくて、知人の紹介でボディートークにやって来た。

娘が暴れるのは家族にとっては不快である。だから目先の現象ばかりに目が行き、とにかく暴れることを押さえ込めばいい、と思いがちだ。だが、娘さんの立場に立ってみるとどうなのか。

H子さんは子ども時代、いわゆる「おりこうちゃん」で過ごしてきた。母親としては自慢の子どもだった。実はここに落とし穴がある。人一倍、気遣いをする子どもは、まわりの大人が気に入るように行動しがちだ。すると大人は「よくできた子ね。おりこうちゃんね」と褒めるから、どんどん「おりこうちゃん度」がアップする。こういう子どもは、大人の基準で自分を規制しているから、内から自分の欲求を膨らませるチャンスを逃していく。自分の内なる能力を伸ばさずに大きくなるから、やがて大人からの評価は下がっていく。

この成長段階で「お前はダメな子だ。こんなことすらできないのか」と親からなじられると、

「そんな自分に誰がした！」と、子どもの心は怒りでいっぱいになるのだ。それでも昼間は「おりこうちゃん」が続くのだが、夜中になると交感神経が鎮まって、副交感神経が優位になって心身を緩めようとするから、自己規制の強い力だけが解除されずに、胸を締め付け、息ができなくなる。

体を衝撃的に動かすと、いったんは息がつける。心は怒りが渦巻いているから、行動は自ずと攻撃的になる。「こんな家なんか壊れてしまえ！」という思いで、H子さんは大黒柱を蹴っているのだ。「お母さんなんかいなかったらいい！」とも思っている。なんて切ないことだろう。「おりこうちゃん」を作ったのは、その子の家庭だ。そして大きくなった子どもへの評価を下げたのも、その家庭である。だから「家庭内暴力」は「家庭内」だけで起きるのだ。でも、息ができない子どもが、息を確保するためにもがく行為を「暴力」と言っていいのだろうか。解決の道は、内と外とが一致するように改善することである。

✣ 自分をすごいと思うこと

元気を保つには、体の健康と心の健康も大事だが、頭の考え方も大きな力を持っている。考え方ひとつで人は幸せにもなり、不幸にもなるのだ。

若い看護師のF子さんが自動車事故にあった。彼氏の運転する車にトラックが横から突っ込んできたのだ。助手席に座っていたF子さんに向かってきたので、衝撃の直後に気が突くと、F子さんは運転席へ飛ばされていた。

では運転していた彼氏はどこに？　実はドアが開いて外の溝にスッポリとはまりこんでいたのだ。F子さんは大慌てで彼氏を引っ張り上げたところ、呼吸が停止している。彼氏にとってラッキーだったのは、F子さんが看護師だったことだ。すぐに人工呼吸をほどこして、息を吹き返した。

問題はその後のF子さん自身だ。勤務していたのがたまたま整形外科だったので、すぐに検査をしてもらったところ、脳にも骨にも「異常ナシ」。用心をして休暇をとっていたが、病院から人手が足りないので出てきてほしいと催促された。でも行ってみると手足がしびれ、頭痛がし、およそ仕事にならない。病状を訴えると、それは精神がたるんでいるからだと言われ、すっかり落ち込んで家に閉じこもってしまった時、母親の知人の勧めでボディートークにやってきた。

母親に手をつないでもらってソロソロと歩いてきたF子さんは、背中のどこに触れられてもピリッと鋭く刺されるような痛みを感じる。つきたてのお餅が冷めると表面がピッと薄皮が張ったようになるが、そんな背中だ。私は赤ちゃんの背中を揺するように繊細で優しいタッチをしながら、F子さんの話を聞いた。彼女の口調の端々に、「自分はダメな人間なんだ」という息が強く出ている。自己評価がとても低いのだ。回復のポイントは、どうやらここにありそうだ。

もともと性格がノンキな人は、体の内部がやわらかい。そういう人が、突然に事故に遭ったり急激な気遣いを余儀なくされると、体の表面だけが異常に強張る。背中にちょっと手を触れられただけで、飛び上がるような痛さを感じるのだ。

このような体の状態だと、無意識の中で他に対する防御が強くなるので、息が細くなり不安が膨らむ。そこへ追い討ちをかけるように、まわりの人が「しっかりしなさい」と励ますと、本人は動きたくても動けないから、ますます自信を失くし、自己嫌悪に陥る。そして「自分はダメだ」と思ってしまうのだ。

ボディートークではまず、体の強張りをほぐす。F子さんの背中へは手のぬくもりと、赤ちゃんを抱くような優しい揺すりが大事である。「気遣いのしこり」や「おびえの縮み」が溶けていく中で話を聞いた。その話の中で、呼吸停止をしている彼を引きずり出し、人工呼吸を施したくだりが出てきた。これは本当にすばらしい。「あなたはスゴイ！」と、私は思わず熱い息で称賛した。

もし彼を放置していたら、息を吹き返さなかったかもしれない。そうなると、F子さんは彼を失くすことになり、事故を起こしたトラックの運転手は業務上過失致死罪となるだろう。機敏な彼女の行動に、心の底から感心した。お世辞抜きの素直な誉め言葉は、F子さんの心にストレートに届いたのだろう。それまで暗い表情だった彼女の顔がほころび、赤みがさしてきた。体のしこりがほぐれていく心地よさと相和して、「自分のやったことはたいしたものだ」と客観的に確認したのだ。こうなると、元気回復は間近である。

✣ 胃カメラの飲み方

考え方しだいで違和感や痛みが軽減する例を、もう一例紹介しよう。ボディートークの指導者のYさんが検査のために胃カメラを飲んだ時のことである。

検査は、細い管の先にカメラを取りつけて、お医者さんが、患者さんの口からそーっと差し込んでノドを通り、食道を通過して胃の中へ侵入させる。その映像は、テレビに映し出された。細い管と言えども、誰だって飲み込むのは嫌だ。ノドに麻酔をしたところで、内臓にカメラがやってくるのだから、不安もあれば、違和感も感じる。人間の本能だ、そして異物が体内に入ってくるのを体は拒否をする。つまり、管を吐きだそうとする動きが起こるのである。

Yさんも初めは不安だった。しかし、食道を通過していく映像がテレビに出るのを見て、とても興味深く、感心した。また、医学の進歩はここまできたのかと、尊敬の念も湧き起こった。

それで胃カメラに対して、「いらっしゃい、どうぞどうぞお入りください」と心の中で言い続けたそうだ。お医者さんはスルスル入っていく胃カメラにビックリして、「こんなに上手に胃カメラを飲む人は初めてです」と話してくれたそうだ。人は、心・体・頭の働きをひとつにして生きているが、痛みを頭を使って客観的に捉えることは大事な生き方である。

✣ 心・体・頭の働きをひとつにする

うっかりミスをするとか、転んでケガをするとか、ことがスムーズにいかない時に「心ここにあらず」が問題を起こす原因であったと気づくことが多い。頭で考えることが心や体と別方向であったり、心の思いが今やっていることに行かず心配事のほうに行っていたり、溝を跳び越そうとして頭や心では跳び越せたイメージがあっても足の力が及ばなくて足が届かなかったりして失敗することがある。これは心・体・頭の働きがひとつにまとまっていないからだと考えられる。三者をひとつにして生命は輝く。オーケストラで言えば、別々の楽器、別々の音が指揮者の棒一つで、同時に音を出す。そのことで充実して調和した音が奏でられるのだ。美しい音をいくつも集めて鳴らしたところで、タイミングが合っていなければ雑音にしか聞こえないのと同じである。心・体・頭の働きをひとつにするのは時間である。時間が三者をひとつにしてくれる。別の言い方をすれば、心も体も頭の働きも「今」を中心にして一点でまとまる。

ペンギンが氷の上を歩いてきて、まさに海に飛び込もうとした。でもペンギンは何か他のことに気を取られていたのか、飛び込む瞬間に足を滑らせてしまった。それで目を大きく見開き、羽をバタバタさせて「オットットッ……」というように慌てながら、足からぶざまに海に落ちてしまった。テレビで見ていたのだが、ペンギンの焦った振る舞いがおかしくて、大笑いしてしまった。動物だって、心と体と頭の働きが一致しないこともあるのだ。

③　すこやかに病む

✣ すこやかとは流れがいいこと

「健康」という文字は漢語だが、古来、日本人はヤマトコトバで「すこやか」というすばらしい表現を持っていた。「すこやか」は「すくやか」という発音が変化したものだが、「すくやか」とは、元々どういう意味だったのだろう。

まず語尾の「やか」。これは接尾語で、いい意味の言葉を強調する働きをしている。たとえば、「さわやか」「しなやか」「にこやか」「にぎやか」等々、「やか」のつく言葉はすべていいイメージである。実は「健康」という意味は「すく」の中にある。「す」「く」とは、「素」「来」、すなわち「素が来る」ということだ。「素」というのは、織物のタテ糸のこと。タテ糸が、もつれないで真っすぐに垂れている状態を言う。「素が来る」というのは、たくさんのタテ糸がもつれないで、きれいに垂れていることでもある。また、

「梳く」……髪の毛にくしを入れてもつれを取り、きれいに整えること

「鋤く」……畑を耕して、ウネを造ること

など、もとは同じ言葉である。さらには「空く」というのも、もつれやよけいなものがなくなる、というように発展して使われるようになった。「スーッとした」というのも、つっかえていたものが流れて、通りのいい「素」の状態になったことだし、「スクスクのびる」というのも、あれこれ問題をかかえないで順調に成長するということで、「すくやか」の「スク」である。私たちの祖先は、「健康」の本質を見事に言い当てていたのだ。

✣ 痛みや熱は味方

自分で自分の身を守る。これは、生きとし生けるものの鉄則だ。自分の身を守るためには、まず体の異常をいち早くキャッチできることが必要で、この能力を私は《内感能力》と呼んでいる。誰しも生まれつき有している先天的《内感能力》は、体が硬くなるほどに鈍っていく。

慢性の疲労症候群などは《内感能力》がかなり低下している人に見られる。そういう人は心や体を硬くして仕事をやり続け、もはや体を休めても硬さがほぐれない段階に達しているので

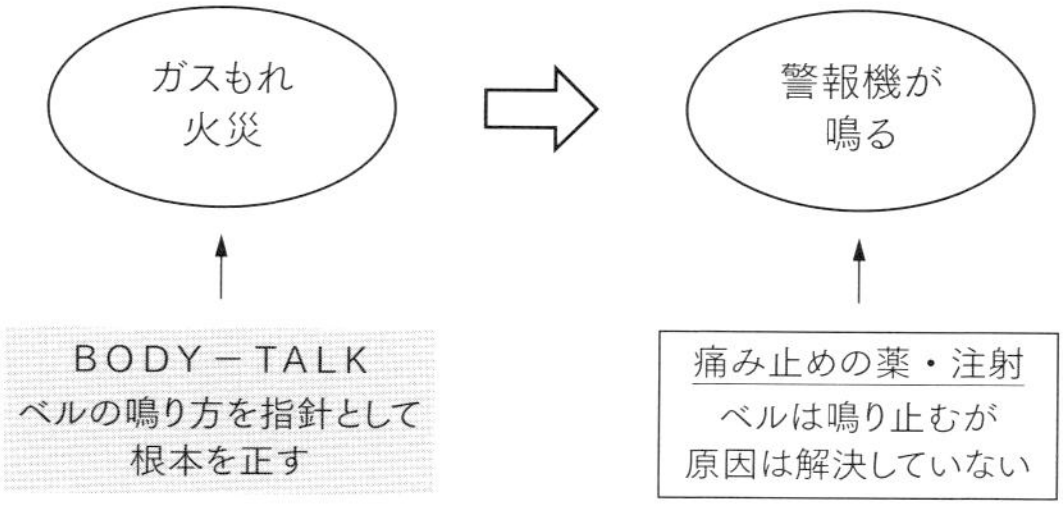

図30　警報機の役割

ある。少なくとも慢性疲労症候群で微熱が続くのは、やわらかくなりたいと節に願っている体の内側の悲痛な叫びではないだろうか。たとえば、あなたは体の痛みに対して、どのように対応しているだろうか。膝に水が溜まると痛むが、痛いからすぐに水をぬく、というようなことをしてはいないだろうか。これは、あまりに体の働きを無視したやり方である。

どうして膝に水が溜まるのだろう。膝の関節がズレると、水が集まって関節をうまく正常の位置に戻しやすくしてくれる。この時、神経が圧迫されて痛みを感じる。動物はそこが痛むからこそすぐに足を振るのだ。そうすると関節は正しい位置に戻り、水もスッと退く。痛みは体の異常を伝えてくれる大事な信号である。同時に、体を正常に戻す方法を教えてくれる道しるべでもあるのだ。

痛みの役割をガス警報器にたとえるとわかりやすい。ガス漏れがあると、警報機が鳴る。うるさいからと警報機を切っても、ガスは漏れたままだ。警報機を鳴らしっぱなしにしておいて、ガス漏れのほうを修理すると、警報機の音はしだいに小さくなり、ガスが完全に漏れなくなると、警報機も鳴り止む。痛みとは、この警報機の音なのだ。痛みがあるからこそ、体をどのように調節すればいいかがわかる。だから、痛みの変化は体が正常に戻っていくバロメーターであると言える。人間も痛みの変化を感じながら、痛みが和らいでいくように体を揺っていくと、健康になるのだ。

✣ 生命を小マメに掃除する

病気にならないように心がけることは大切だ。生きて活動しているかぎり、私たちは病気を避けることはできない。病気の初期症状である体のユガミやシコリ、発熱や痛みなどは、家でたとえると、部屋が散らかっている状態と言える。日常の活動が活発であればあるほど、部屋は汚れる。そのつど、まめに掃除をしていれば快適に暮らすことができる。ボディートークの自然体運動は、日常生活の中での小マメ掃除、洗濯の動きであり、心のヒズミを、そのつど、瞬時に戻す運動法である。

しかし、このように心や体の掃除、洗濯を実行していても、人生には何が起こるかわからない。問題は、病気になってしまった時である。この場合、二通りの対応がある。すなわち、「すこやかに病む」方法と「病的に病む」方法だ。

✣ 富士山の落石にどう立ち向かうか

三五年前に、富士山で落石事故があった。たしか夏の昼過ぎの出来事だったと記憶している。下山をしている人たちの列に、大きな石が次々と転がり落ちてきた。逃げ惑う人たちの背後から石が当たり、多数の死者や負傷者が出た。その中で、ある四人家族が、適切な対応をして無傷で生還したという報道があった。

父、母と子ども二人のその家族は、落石が始まって下へ逃げようとした。けれど、すぐに逃げ切れないと観念し、父を先頭に、落ちてくる石に向かって縦一列に並んだ。落ちてくる石に対して、父が「右！」と叫ぶと、家族は一斉に右へ飛ぶ。「左！」と叫ぶと左へ飛んだ。そのようにして落石をやり過ごしたというのである。「すこやかに病む」のヒントはここにある。「すこやかに病む」というのは、痛みや発熱、その他の諸症状に対して、自ら真正面から取り組むことなのだ。

たとえば、風邪をひいたとしよう。頭痛や鼻づまり、咳や発熱などの症状は、ガンバリ体で緊張している間は出ないのだが、ひと仕事終えてホッと気が緩んだ時に出やすいものだ。このような症状が出た時に頭痛に効く風邪薬を飲んだり、鼻づまりや咳や発熱を抑え込むことのほうに懸命になって逃げ腰になると、「病的に病む」ことになる。

大事なことは、まずこれらの症状をしっかり認めるということだ。その上で、ボディートークの内感にしたがって体の内部がどのようになっているかを確かめ、その硬さやユガミが生活のどの部分からくるのか、また症状を引き起こしている心の問題は何なのかを追求していく。そして病気になったことは、自分の心と体を掃除する絶好のチャンスと考え、症状の変化をバロメーターとして自然体運動や体ほぐしを行い、また休養をとることや生活改善を工夫することの中で、風邪をスムーズに通過させるのだ。

私たちは日々活動しているのだから、風邪をひいても当たり前。しかし、その風邪を軽いうちにうまく経過させ、そのたびに丈夫になっていくのが「すこやかに病む」ということなのである。

✣ 熱や痛みは良能

実例を、私の体験から紹介しよう。こどもミュージカルの公演を五日後に控えて、舞台衣装の仕上げのために布地屋に行った。私の体調は店に入る前は普通だった。少し疲れ気味なんだけど、という自覚はあったのだが……。

ところが、店に入ったとたん、背中がゾクッとして悪寒が全身を走った。糸クズのホコリと澱んだ空気が引き金になったのだろう。思わず《胴ぶるい》をして、あとは《美貌ゆすり》で足をパタパタと揺すり続けた。用を済ませて外へ出て、《ペンギン走り》。《ペンギン歩き》なんて悠長な心境ではない。肩を小刻みに上下させ、息を足下に落とし、走り続けないと悪寒の不快感から逃れられなかった。駐車場へ二〇〇メートル、せっせと小走りをした。

家に着いて、すぐに布団にもぐって、《エビ体操》をセッセとやってみた。幸いボディートークの指導者が来ていたので、三〇分ほど《体ほぐし》をしてもらった。後はずっと、《仙骨のマリつき》や《ボウフラ運動》や《寝首コロコロ》をやり続けた。すると、突然、切ない思いが胸を突き上げてきた。急いで胸椎3番を揺すると、悲しみの感情がこみあげてきたので、あわてて布団にもぐりこみ、しばし号泣した。隣室の指導者たちに聞かれたくなかったからだ。

この切なさにはわけがあった。大学時代からの親しい友人が、がんで亡くなったのだ。亡くなる一〇日前に私は病院にお見舞いに行った。ボディートークの体ほぐしをしながら、冗談を言い交わすほど、その時は明るかった。その数日後、容態は急変して帰らぬ人となった。

訃報を聞いて、大きなショックと生命のはかなさに、私はきっと泣きたかったのだと思う。しかし、次から次へと仕事をこなさねばならず、気持ちは落ち込んだまま、重い体を叱咤激励していたようだ。その心労と過労が限界を超えて、一気に押し寄せてきたのだろう。

午後六時に悪寒が始まった。顎関節もガタガタ震えている。三十数年ぶりに体温を計ると、四〇度の高熱だった。それでせっせと体を揺すり続け、午後七時過ぎには知らぬ間に寝入っていた。気がつくと、午後一〇時だった。ビッショリと汗をかいて、熱はスッキリと下がっていた。「あっ、抜けた」と感じた。

このような順調な経過を、不思議に思われるかもしれない。しかしこれは、心と体が互いに響き合って、元気を回復する道を積極的につかんだ結果なのである。私だけが例外なのではなくて、誰もが有する生命の原理なのである。

自然治癒力を高める方法は、心の面と体の面の両方から捉えることが大切である。

✣ がんを克服する

数年前、胃がんの手術をしたGさんの話を紹介しよう。

集団検診で初期のがんが見つかった。「見つかってよかったですね。大丈夫ですよ。絶対治ります。任せてください」と主治医の励ましをいただき、がんの様子や手術による治療のことなどの細かな説明を受け、私も家族も納得し、少しは気持ちが楽になった。

そんな時、幸運なことにボディートーク協会の増田明会長にお会いすることができた。会長は、「生きているかぎり病気は避けられない。初期の段階ですから、ラッキーでしたね。病気は元気になる絶好のチャンスです。気持ちを前向きにおおらかに持ち、病的に病むのではなく、すこやかに病むようにしてください」と励ましてくださった。

「すこやかに病む」それは病気を真正面から受け入れ、治るという確信をもって取り組むことだ。私も家族も主治医を信じて、絶対にがんは治るという気持ちで取り組む決意をした。

それから、妻は毎日ボディートークで学んだ全身の体ほぐしを続けてくれた。これほど妻の真剣な気持ちを感じたことはなかった。

手術は健康になるためのスタートだった。これから元気な体になるぞという気持ちが熱く湧きあがって、主治医も看護師さんも驚くほど順調な回復ぶりだった。日々快方に向かっている自分の体から生命力を感じながら、明日はもっとよくなる喜び、治ることの喜びを実感した。

手術後三カ月たった今、元気を回復し、改めて自由に、気兼ねなく何でもできる最も充実した人生となった。

✣ 良能をたっぷりと働かせよう

東海ホリスティック医学振興会より送っていただいている「ＨＯＬＯＳ通信」（二〇〇〇年一〇月号）に、女性編集スタッフ岡部明美さんの一文があった。その一部分を紹介しよう。

小学校に出かける姉妹、それを見送る母。何度も繰り返される「行ってらっしゃい」「行ってきます」の声。やがて右折し、姿が見えなくなった。でも、そこで終わらない。少し戻って、まだ母が見送っているか確認。母は同じ場所で、手を振っていた。笑顔、笑顔……。

私が父と挨拶を交わさなくなったのは、いつからだろう。父一人、娘一人。朝、黙って家を出て「ただいま」も言わない。

数年前から父の物忘れが始まった。大事なことは、すべて忘れてしまう。ある日、出かけようとしていた私に言った父の一言。「また時間作って、家に帰ってこいよ」。

毎日、自宅から通勤しているのにそんなことも忘れてしまったのか。愕然とした。取り返しのつかないことをしてしまった気がした。翌朝、玄関から父に向かって「行ってきます」と言った。自転車で飛び出して行く私に、部屋の奥から顔を出し「おーっ、行ってこい。気をつけてな」と父が答えた。顔も心もほころんだ。

この文章は高齢者の親と過ごす日常生活の大事な本質に迫っている。良能というのは、生まれながらに備わっている優れた能力のことだ。生命は本能として、いつも良くなろう、良くなろうとしているのだ。

たとえば、私が発熱した時、ゾクッとしたので思わずせっせと《ペンギン走り》をした。そのおかげで自律神経が活性化されて、数時間で体や心の調整ができてしまった。このような自然体運動は、良能の中でも《良動》と名づけるべき、すばらしい動きの原理なのである。

さて、誰もが有している良能なのだが、充分に機能を発揮する場合と、そうでない場合がある。問題の父親は、数年前から物忘れが始まったとのこと。認知症の前兆だ。しかし認知症もまた、良能の働きでもあるのだ。人生に楽しいことがほとんど感じられず、不快の感情が多くなると、不快感から逃れるために、それを感じる脳細胞を自ら壊し始めるのだ。それも日常生活のお世話は娘さんがやってくれる、という安心感の中で……。脳細胞の破壊がどんどん進めば、もう自分の意思では戻ってこれない、正真正銘の認知症となる。

認知症もまた、良能のうちである、という意味は、不幸中の幸いであるということである。たとえば高い所から飛び降りて、足を骨折したとしよう。もし足の骨が丈夫すぎて骨折しなければ、肋骨や首の骨にもっと重大な損傷が起こるだろう。足を骨折させて、被害を最小限度に抑えてくれるのだ。父親だって、もちろん認知症にならないほうがいい。でも、この環境なら認知症になったほうがマシと感じたのではないだろうか。

認知症は、前兆の段階で本人もまわりも、元に戻る環境作りをする必要がある。元に戻るというのは、本来の生命のあり方を取り戻すという意味だ。人間は触れあいの動物である。自分に関心を持つ人がまわりにいて、暖かく受け入れてくれ、また、自分もまわりの人に関心を持って互いに心の支えとなる、というのが本来のあり方だ。その中で良能がたっぷりと働き、元気になるのである。

娘さんは、父親の「また時間作って、家に帰ってこいよ」の一言に大きなショックを受けた。父親の存在を大切にしていなかった自分を大いに反省したのだ。それで翌朝から、積極的に声をかけるようにした。きっと、明るい声だったと思う。その息、その声に、父親の心と体が反応したのだろう。暖かい息のコミュニケーションが、良能によって本来の元気を呼び起こすのだ。ボディートークで言えば、さらにお互いの《心身一如の体ほぐし》があれば最高だろう。そしてこの娘さんと父親の例を、良能という観点から捉えることに大きな意味がある。

もし、この話を良能という大きな原則から捉えなければ、文章の上っ面しか読み取れなくて、「ああ、そうか。出掛ける時と帰った時に声を掛ければいいんだな」で終わってしまうだろう。そうではなくて、本来の生命のあり方に心を寄せて、日常生活の中で心身ともに暖かい触れあいを大事にし、死ぬ日まで元気に生き抜く。この原則を教えてくれる一文だ、と感じてほしい。

④ 創造的人生

幼児は好奇心の塊だ。まわりに何かおもしろいことはないかと、目をキラキラ輝かせている。この精神は、大人になっても豊かに生きるための原動力となる。おもしろがるという精神が、人類の文化や文明を築いてきたのだ、と言っても過言ではない。創造的に生きるとは、必ずしも何か形あるものを作り上げることではない。ちょっとおもしろがって、ちょっと工夫して、ちょっとやってみることを出発点にすればよい。そこから創造的人生が始まるのだ。

✣「うれしさ」の感覚こそ道しるべ

「うれしさ」は、物事を進めるための道しるべである。ボディートークのセミナーを各地で行う時は、この場所で、この人たちといっしょに楽しく充実した時間になると思い、心の中からワクワクとした「うれしさ」が湧き起こる。歌や朗読、バイオリンにミュージカルと、私は一つ一つを心弾む思いで取り組んでいる。この時、何かしら心の中から「うれしさ」が湧いてくる。この喜びの感覚があるかないかが大事である。全体をしっかりと把握していない段階でも、「何かしら、うれしい」と感じれば、ゴーサインだ。

このことをミニ・ミュージカルの制作を通して述べてみよう。

「月からきたうさぎ」は、放送作家みなみらんぼうの絵本。月に住んでいる若いうさぎが祭りではしゃぎすぎて、うっかり足を踏みはずして地球の森に落ちてきた話である。ある地方の全保育所から依頼があって、この話をミニ・ミュージカルに仕上げることになった。

一日のうちに会場を替えての三公演。問題は、おのおのの会場での舞台設定だ。舞台美術や音響はできるだけ美しいものにしたい。しかし会場移動も含めて、当日は準備の時間がない。そこで、ステージに幅一〇メートル、高さ二メートル五〇センチのスクリーンを立てることにした。支える柱は八本。一本ずつに砂袋をくくりつけて立たせる。この方法だと、スクリーンを畳んだり、設定したりするのに要する時間は一五分。室内でも、屋外でも可能だ。

構想が決まったところで、制作に取りかかることにした。この大きなスクリーンに森の絵を描くのは大変だ。そこで絵具を使わずに、色布を切って貼ることにした。「うれしさ」の感覚の出番だ。

まず布地の大型専門店へ行った。森の風景を作るために、数種類の緑の布を選び、その色を重ねて並べてみる。その組み合わせを見て、うれしくなれば決定。うれしくならなければ、何度も取り替えてみる。そうして大きく背景の色ができあがったところに、森の主役であるブナの木、楓の木、花筏の木の色を合わせてみる。それだけのことに、三、四時間はかかっただろう。

でも、たくさんの布地をかかえて店を出る時に、胸がワクワクして満足感があるのだ。それがあれば、「よし、次の段階へ進もう！」と決心ができる。

数日後、舞台美術を担当しているBさんが、布地を切って、スクリーンに貼ることになった。ところがその日は、私が外へ出ていて制作に参加できないので、「悪いけれど、あなたに任せます。布を切る判断は、切ってみて『うれしさ』が感じられれば、OK。そうでなければ、やり直してください」と伝えた。こうしてミュージカルの制作は、そのつど「うれしさ」のゴー・サインを頼りにして進めている。音響の曲選び、衣装、踊りの振付など、ひとつひとつに喜びを感じて仕上げていくと、全体がしっとりとまとまるのだ。

「うれしさ」のゴー・サインは何も作ることだけに限られたことではない。私が高校教師をしていたころ、一人の男子生徒の態度や話し方に対して、きつく叱ったことがあった。それが何であったかは記憶にないが、音楽教室に残して説教をしたのだ。やがて夕刻になったので、説教はいったん打ち切ったのだが、「もう一度、明日の放課後に音楽教室に来なさい」と厳命した。彼は日ごろから先生たちに対して反抗的な態度だったので、ここまで叱ったら、もう来ないかもしれない、とも思ったが、翌日、その生徒はやってきた。

私は思わず、「もう来ないかもしれない、と思っていたんだよ」と正直に言うと、彼は「真正面から、こんなに怒られたのは初めて。だから、うれしかった」と言った。この時、私はハッと虚をつかれたように感じたのを覚えている。人はどんなに苦しい場面でも、どんなに悲しいことに出会っても、心の奥底に「うれしさ」があれば、ことを前向きに進めることができるのだ。その後は穏やかに、互いの人生について話が弾んだ。

作詞作曲をする時にも「うれしさ」の感覚は道しるべとなる。ひとつのメロディーにいろんな言葉を当てて何度も歌ってみる中で、いちばん「うれしく」なった言葉を歌詞とする。その積み上げの作業を次々こなして、やっと一曲ができあがる。考えてみると、結局、たくさんの混乱や努力を続ける中に、ポッと「うれしさ」を見つけて、物事は進んでいくのだな、と思う。人生とは、そういうものなのかもしれない。

✣ 夢中の時間と退屈な時間

冬季オリンピック。競技の花形は何といっても大ジャンプだろう。雪の斜面を百メートルを越えて飛び続けるのだから、人間技の限界に挑んでいるわけである。ジャンプ台に立つと、おそらく真っ逆さまに谷底へ落ちていく感じがするのではないだろうか。

五〇年ほど昔の競技の様子を映像で見ると、どの国の選手もお尻を引いて、へっぴり腰で飛んでいる。飛距離も今の半分くらいだ。現在のジャンプの姿勢は、スキー板と体をV字形にして、腰を真っすぐに伸ばし、みごとな前傾飛行だ。

これだけのことをするためには、才能はもちろんのこと、年がら年中、ひたすらトレーニングを積むことが必要だろう。そして、この極限のパフォーマンスを行う一流選手たちが一様に到達した境地は、「ジャンプとは忘却なり」ということであった。晴れの舞台で、何もかも忘れて飛ぶことができれば、最高の成績が残せるというのだ。至福の一瞬だろう。この忘却は、磨きに磨きをかけた芸術作品である。「今を生きる」ということは、今まさに行っていることに焦点を当てるということであるのだが、それは一面、他のことはすべて、頭にも心にも体にも留めないということである。つまるところ大ジャンプは「今を生きる」の極致なのである。

このレベルにまでいたらなくても、私たちの日常生活では「意識的にあることを忘れる」ことによって、物事がスムーズに運ぶことがある。物忘れを老化現象のように嘆く人がいるが、私たちの脳は嫌なこと、失敗したこと、覚えたくないことは、本能的に意識の世界から無意識の世界へ追いやるシステムになっている。今回は、この忘れる能力を積極的に活用しようという提案である。

高校一年生の夏、私は数学のテストで難問に挑んでいた。すると、もうちょっとで解けそうなのに、残り時間のことが気になって、なかなか一歩先へ頭が集中しない。とうとう間に合わなくて、悔しい思いをした。その時、心に決めた。私は時間に振り回される人生を送らないぞ、と。その日以来、今日に至るまで、私は腕時計を持ったことがない。もちろん時間の段取りは、あらかじめしておく必要がある。しかし、いったん段取りを決めれば、あとは時間を忘れて、目の前のことに没頭するのだ。

たとえば食事をする時、あと何分、あと何分、と思って食べていると、ちっともおいしくない。三〇分ある時と一時間ある時とでは、自ずと食べるペースが違うから、自分の体に任せればいい。次に変な話で申し訳ないが、電車の待ち時間にトイレにいきたくなった時は、電車が来ることを一瞬忘れるようにしている。排泄行為に快感があるのは神様の思し召しだろう。ゆっくりと排泄を楽しむことにしている。どのみち、その最中に電車が来ても、途中でやめることはできないのだから。

創作行為に時を忘れて熱中するのも至福の時と言える。絵を描く時、詩や作曲をする時、また生け花をしたり、料理をこしらえたり、掃除をしたりする時だってそうだ。積極的に時間を忘れるだけで、楽しさと集中力は倍増する。

子どもたちと遊ぶ時は、自分が大人であることを忘れるほうがいい。年齢を捨てることが、ともに遊ぶ世界をふくらませることになる。

テレビで、動物王国のムツゴロウさんを見るたびに関心するのだが、犬や熊や、その他、どんな動物とでも嬉々としてたわむれている彼は、おそらくその瞬間には人間であることを忘れているのだろうな、とうらやましく思う。子どもの教育には、何を忘れたらいいのだろう。子どもは子どもなりに、人生の波をくぐり抜けることで成長する。不登校やイジメの問題、あるいは家庭問題など、大きな波に直面した時には、世間体を忘れることだ。他人や親兄弟に対する見栄を捨てることである。そうすれば、本来の解決の道に向かって全力を投入することができる。十数年前に茨城県で両親が息子をバットで殺すという悲惨な事件があった。ひとつには模範的な教育者であった両親が世間体を捨てられなかったことが要因として大きかったのだろう。

私ごとで恐縮だが、全国を講演でまわっていると、司会の方から「話術の巧みな増田先生」と紹介されることがある。私としては思いもよらないことなので、「エッ?」とびっくりするのだが、ボディートークの話をする時は、私は話すテクニックということを一切考えていない。真実を伝えることに集中する。もし、私がうまくしゃべってやろうと考えれば、その気持ちやテクニックが前面に出て、会場はシラけた空気になるだろう。

歌でも踊りでも、人前で表現する時は、テクニックを忘れること。練習にはテクニックを研ぎ澄ます必要があるが、本番では周辺のことは一切忘れて、もちろん我も忘れて、内容のみをていねいに伝えることに専念したいものだ。

✣ 本来の自分を発揮する

ボディートークは医療ではない。「生きる感性」を磨くための知恵であり、実践法である。だから心の悩みをほぐし、体のシコリやゆがみを正すことで、本来の自分の生命を膨らませることができると考えている。本来の自分を発揮するほどに、頭はクルクルと働き、体はスルスルと、心はワクワクと動き出す。そうして自分の人生を創造し始める。

ボディートークは病気を癒すことにも、大きな効力を発揮する。だが、病人であれ、健康人であれ、ボディートークを身につけることは大事である。自分の人生を創造することを目指しているからだ。

創造的人生を目指すことで、病を克服している例を紹介しよう。股関節脱臼から歩行困難になったUさんは、両手に杖を持ってソロソロと歩いていた。四〇代半ばの女性。若いころは元気だったのだが、会社勤めの過労に加えて、旧家の大家族に嫁入りしたので家事も人一倍多く、けなげにこなす中で、とうとう足腰を痛めてしまったのだ。

初めて出会った時は、顔はやつれ、骨と皮ばかりの様相で、苦労をしっかりと背負い込んでいる、重い息の人だった。いろんな話を聴きながら背中をほぐすうちに、徐々に声が明るくなった。とりあえず歩行のことよりも、心や体がほぐれることが先決だと思った。

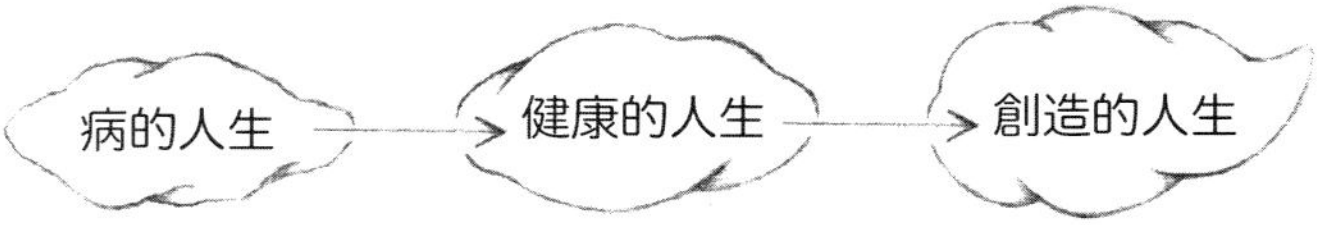

図31　創造的人生へ

三度目のプライベート・レッスンだっただろうか。少し歩けるようになり、気持ちも明るくなったので、失礼だと思いながら、思い切って尋ねてみた。「ひょっとしてあなたは、女であることを忘れていませんか？」それを聞いて彼女はハッと目を開き、そのあと笑い出した。

人生は、絶えず潤いを与えないと、せっかく持っている生命力も力を出せずに萎んでしまう。潤いは日ごろから気をつけていないと、ついつい消えてしまうものなのだ。そこで私はファッションを話題にして、「こんな色のブラウスが似合うと思いますよ。そうすると、あなたは小顔だから、イヤリングはこんなのが合うんじゃないかなあ」。

次にUさんがレッスンに来た時は、髪にパーマがかかり、淡い色のブラウスにフレアースカートの、爽やかなご婦人に変身していた。何でも、ちょっと服装を考えていると、気分が変わり、家を片付けたくなって、《膝パタ》や《胴ぶるい》を小まめに入れながらせっせと動いていると、足が少しずつ軽くなった、と話してくれた。

創造的人生とは、高尚な芸術を目指すことだと思う必要はない。まず、「ちょっとおもしろがる」ことから始めるのだ。小さなことでいいから、一日にひとつでも「うれしいことを作る」のだ。何でもない工夫が次の工夫を生み、楽しんでいるうちにウキウキと心が弾み、大きな元気がわき起こってくる。そして病を忘れて夢中になっていると、病のほうから逃げていく、と私は考えている。

✣ 人生のすばらしい締めくくり方

人生はとことん生きてみないと、どんなにいいことが待っているかわからない。それと、人の暖かい息にいっぱい包まれて生きることが、どれほど大切か。きんさんとぎんさんのほのぼのとしたやり取りは、私たちに幸せを与えてくれた。

そんな話をボディートークのセミナーでしていたところ、会員の方から素敵なお手紙をいただいた。一〇六歳で亡くなった、ひいおばあさんのことが書かれていた。

おばあちゃんは二七歳で未亡人となり、一人で三人の子どもたちを育ててきましたが、末の娘が二〇歳で脳性麻痺による重度の障害者になってしまい、それからずっと自宅で介護していました。

首も座らず、全体重をかけてくる娘の体を起こして、体を拭いたり、オムツを替えたりしていましたが、私の肩より背の低い小さいおばあちゃんのどこにそんな力があるのか、と子どもながらに思っていたのを覚えています。でも今思えばきっと力をあまり入れなくてもいい場所、コツをつかんでいたのだと思います。

とにかくしっかり者でなまけるということをせず、毎朝二時間かけて新聞を読み、私たちが遊びに行った時も、「ちゃんと新聞ぐらい読んで、世の中のことを知っときんちゃいよ」（岡山県北部の方言）とたしなめられていました。

おばあちゃんは耳は悪かったのですが、目はとてもよく、一生の間、眼鏡なしで針に糸を通していました。また、台所と部屋の間が少し空いているのですが、台が置いてあり、みんなそこを渡るのですが、おばあちゃんはピョンと飛び越えていたのですからビックリです。

一〇〇歳を過ぎても畑仕事をし、孫の電器屋の店番をし、その生涯のうち、カゼをちょっとひいたくらいで病気らしい病気はしたことがなかったそうです。

亡くなる一週間ぐらい前から寝込みましたが、それでもベッドの横にポータブルトイレを置いてもらい、自分でできていたそうです。そして最期は家の人たちに「ありがとう、さようなら」と手を振って、そのまま手を胸に置いて、お経を唱えながら意識がなくなっていったのだそうです。

気は強かったけど、私たちには優しいおばあちゃんで、私もそういう一生を送れたらいいなあと思います。

一〇六歳まで元気に生きられるのなら、私にとっても人生はまだまだこれからです。ボディートークでしっかり体をほぐし、さわやかに、しなやかに、すこやかに生きていきたいと思います。

✣ よくしゃべり、よく笑い、よく歌う

人生のしめくくり方といえば、私の母は一〇〇歳の寿命を全うした。娘時代や新婚時代は戦時中のまっただ中であったし、子育ては戦後のどさくさを潜り抜けながらも、バイオリニストであった父の仕事を助け、明るく気丈に生き抜いた。九〇歳を過ぎて一人暮らしがむずかしくなり、グループ・ホームで八年間を過ごした。賑やかな仲間とともに、職員の手助けをしていた。よくしゃべり、よく笑い、よく歌った。お正月明けに風邪をこじらせて肺炎を起こし、一〇日間の入院をして、静かに眠るように永眠した。苦労もたくさんしたが、喜びもいっぱいあふれた、充実した人生であった。以来、私は「この母のもとに生まれてよかった」と毎日手を合わせている。

おわりに

中学生になって私学へ行った私は、電車で通うことになった。何と日本で初めて京都の町に走ったチンチン電車である。二〇人も座れば満席で、向かい合って座っている人の膝と膝がくっつきそうな狭さだった。中学生の私はラッキーと思ったものだ。どうしてかって？　知らない人を間近で観察できるからだ。駅はたったの三つだったが、来る日も来る日も人を見て、どんな仕事をしているのか、生活は苦しいのか余裕があるのか、夢を持っているのか、病気は？　等々、通学の行き帰りをとても楽しんでいた。そのうちクラスメートの人相占いをしたり、名前の響き占いなども独自の方法でやっていた。そんなこんなで、人の外観を見ながら、その奥にある本質を見抜くことに興味を持っていた子ども時代だった。後年、ボディートークを生み出すことになるのだが、この経験がその原動力になっていたと思う。

「見えないものが見える」――このことに興味を持ち始めたのは、小学六年の時に夢中になって読んだシャーロック・ホームズの物語からだった。ご存じのように、コナン・ドイルの小説、名探偵シャーロック・ホームズの物語は、目の前の見過ごしてしまいそうな何でもない事象に気づき、その事象のいくつかの結びつきに注目して、その奥に潜む真実を突き止める。そして意外な角度から難事件を解決していく。そんなホームズの叡智に感心し、すっかりトリコになった日々だった。たとえば「まだらの紐」という短編は次のようだ。

①一人の若い女性が寝室で「まだらの紐」とつぶやいて死んだ。
②隣の寝室には、インド帰りの継父である、動物専門の老博士が住んでいた。
③シャーロック・ホームズの調べで、この寝室をつないでいる通気口が見つかった。
④女性と老学者の間には、財産の相続問題があった。

これらのバラバラの要因を結び付けて、ホームズは「まだらの紐」とは、アフリカの毒ヘビのことではないか、と推測した。そしてある夜半、ワトソン博士といっしょに女性の寝室に忍び込み、見事に難問題を解決した。この何でもない事柄の一つ一つをつないでいくと、気づかなかったことがわかるようになってくる。このことが私の大きな喜びとなった。

当たり前のことをどれだけ一生懸命積み上げても、当たり前の域を出ることはできない。常識の範囲で精いっぱい努力しても、常識の世界でしかないのだ。けれども、常識が悪いわけではない。常識は万人の知恵の上に成り立った共通理解だから、常識を守っていれば社会生活もスムーズにいこうというものである。しかし人間は、「よりよく生きる」という前頭葉の働きがあるので、営々として築きあげた常識も慣れてしまえば次の世界を開きたくなる。人間とは勝手なもので、不安定であれば安定を求め、安定すれば退屈してしまって刺激を求め、不安定へと突き進むものなのだ。

時代は常識という土台の上に、非常識の要素が加わって新しい世界が切り開かれる。「信じられない！」という発想がなければ、物事は進歩しないのだ。大地は平らであるという中世時代の常識を覆して、「ひょっとして、海は球の一部ではないのか」と考えたのはコロンブスだ。「それでも地球は回っている」とつぶやいたガリレオ・ガリレイによって、実験科学主義が幕を開けたのである。

こうして時代は次々と進むのだが、新しい世界を切り開くには非常識なイメージ、あるいは知恵が必要なのだ。でも非常識なら何でもいい、というわけではない。むしろ常識の世界より一歩も二歩も奥深い宇宙のあり方に気づいた非常識でなければならない。二〇世紀最大の発明は飛行機だと言われているが、あんなに大きな金属の塊が空を飛ぶなんて、人類の何人が予測しただろうか。ライト兄弟に始まって、常識では考えられない数多くの非常識。それも物理学の原理をたくさん積み上げて実現したのだ。こんな歴史的な非常識には遠く及ばないが、本書で述べてきたボディートークの知恵も、常識の奥に潜む非常識を捉えている知恵と言えるかもしれない。

生命――この不思議なものに目を見張り、心と体の結びつきを解明してきたが、まだまだ入口に足を踏み込んだに過ぎない。私たちが生きていくための知恵および実践法として、心と体と頭の働きをひとつとしてボディートークと命名し、さまざまな実践プログラムを考えてきた。そして、この分野のさらなる発展を期待している。

参考までに、現時点でのボディートークの体系は次のように考えている。なお、ボディーメ

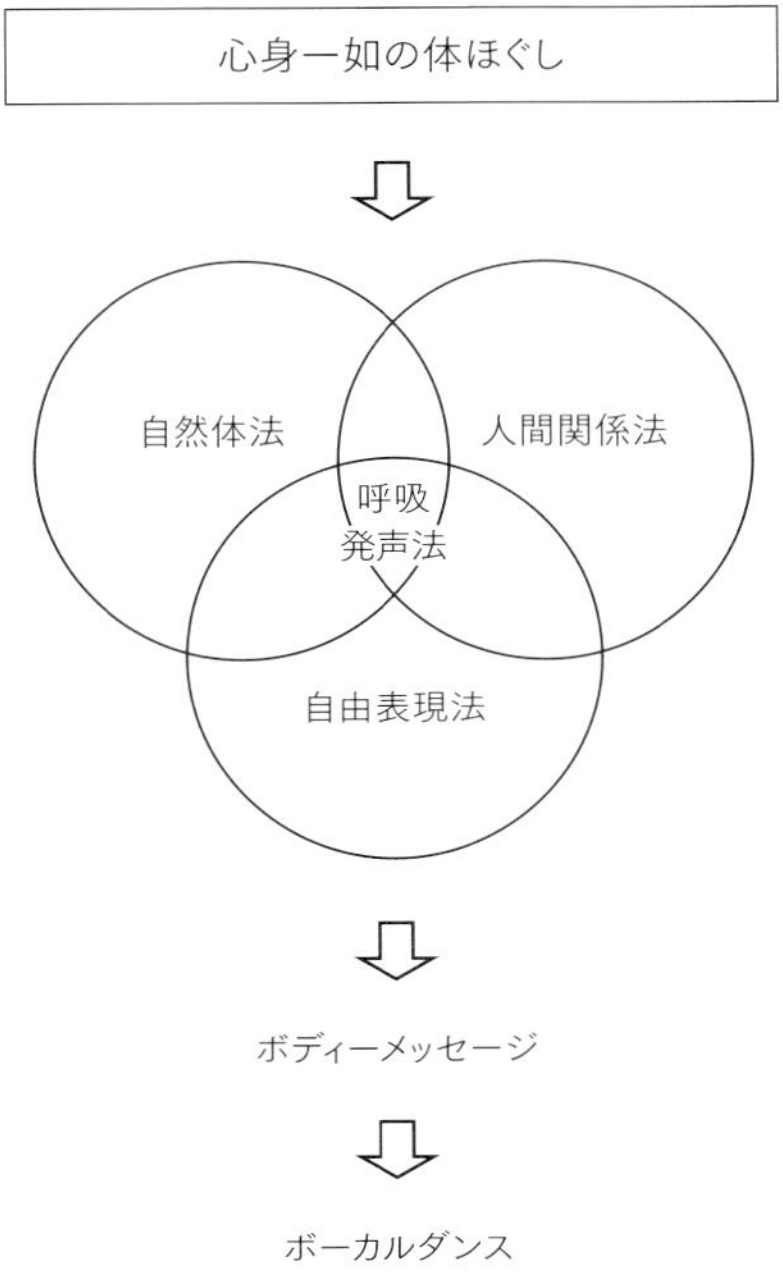

図32　ボディートークの体系

ッセージおよびボーカルダンスについては、次のチャンスに紹介したいと思う。
出版に際して、版元を引き受けてくださった創元社の方々、編集工房レイヴンの原章さん、装丁家の上野かおるさん、イラストレーターの栗岡奈美恵さん、組版の東浩美さん、また目の不自由な私を支えて原稿を完成してくれたボディートーク協会のスタッフの方々、そして何よりも私のライフパートナーである城石明喜子さんの大きな支えによって本書を仕上げることができたことに深く感謝をしている。

二〇一五年七月

著　者

［著者略歴］
増田　明（ますだ・あきら）
ボディートーク協会会長。1943年、満州生まれ。京都大学法学部、大阪教育大学特設音楽課程卒業。大阪府立高校で音楽科教諭として15年間教鞭をとる。その間、バイオリニスト、指揮者としての演奏活動やミュージカル制作・指導を行い、それらの活動の中からボディートークの原理を発見、体系化する。1985年、ボディートーク協会を設立。全国で講演会、セミナーなどを行っている。学校、病院、公共施設、企業、労働組合その他で実習を含めた講演も多い。著書に『ボディートーク入門——体が弾めば心も弾む』（創元社）などがある。

ボディートーク協会（事務局）
〒532-0001
大阪市淀川区十八条2丁目6−20-103
電話06-6350-3001
FAX 06-6350-3002
メール：info@bodytalk-institute.com
HP：http://www.bodytalk-institute.com/

ボディートークセミナー
開催地：大阪を中心として東京、静岡、名古屋、京都、神戸、広島、高松、四万十、和歌山、岡山、福岡、熊本、大分、鹿児島、沖縄
内容：ボディートーク総合講座、指導者養成講座、エンゼル・ハンズ資格認定セミナー、歌唱、コーラス、バイオリン、朗読、プライベート・レッスン（心と体の健康、出産、子育て、ターミナルケアなど）、こどもミュージカル公演
書籍：『ボディートーク入門』（創元社）
　　　『エンゼル・ハンズ』（ボディートーク協会）
DVD：『心ほぐし・体ほぐし』『自然体運動』（ボディートーク協会）

体《からだ》をみれば心《こころ》がわかる
ボディートークの世界《せかい》

2015年8月20日　第1版第1刷発行

著　者　増田 明

発行者　矢部敬一

発行所　株式会社　創元社
本　　社　〒541-0047 大阪市中央区淡路町4-3-6
TEL.06-6231-9010（代）
東京支店　〒162-0825 東京都新宿区神楽坂4-3
煉瓦塔ビル
TEL.03-3269-1051
http://www.sogensha.co.jp/

印刷　亜細亜印刷

　ISBN978-4-422-41245-0　C0075

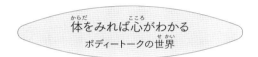